Parkinson

# Parkinson
## Informationen für Betroffene

Tobias Grenz

## Impressum

Bibliografische Information der Deutschen Nationalbibliothek: Die Deutsche Nationalbibliothek verzeichnet diese Publikation in der Deutschen Nationalbibliografie; detaillierte bibliografische Daten sind im Internet über http://dnb.dnb.de abrufbar.

Die automatisierte Analyse des Werkes, um daraus Informationen insbesondere über Muster, Trends und Korrelationen gemäß §44b UrhG („Text und Data Mining") zu gewinnen, ist untersagt.

© 2025 Tobias Grenz

Verlag: BoD · Books on Demand GmbH, Überseering 33, 22297 Hamburg, bod@bod.de

Druck: Libri Plureos GmbH, Friedensallee 273, 22763 Hamburg
ISBN: **978-3-7693-2323-8**

## Vorwort

Dieses Buch ist aus einer ganz einfachen, aber wichtigen Überzeugung entstanden: Verlässliches Wissen, praktische Tipps und eine verständliche Sprache dürfen sich nicht ausschließen – gerade nicht, wenn es um ein so komplexes Thema wie Parkinson geht.

Für Menschen mit der Diagnose Parkinson – und auch für ihre Angehörigen – steht plötzlich vieles Kopf. Es geht nicht nur um medizinische Fragen, sondern auch um Gefühle, Alltagsorganisation und die vielen kleinen und großen Veränderungen, die das Leben plötzlich mit sich bringt.

Mein Ziel war es deshalb, eine verlässliche und gut verständliche Informationsquelle zu schaffen. Eine, die aufzeigt, was medizinisch möglich ist, welche Therapien helfen können und wie man auch die seelischen und sozialen Herausforderungen bewältigt. Dabei war besonders wichtig:

- Verständlichkeit: Fachbegriffe werden erklärt, Zusammenhänge einfach dargestellt.

- Alltagsnähe: Viele Tipps lassen sich direkt im täglichen Leben umsetzen.

- Einfühlungsvermögen: Das Buch will nicht nur Wissen vermitteln, sondern auch begleiten – mit dem Bewusstsein, dass hier echte Menschen mit echten Sorgen und Hoffnungen angesprochen werden.

- Offenheit für Technik: Auch moderne Hilfsmittel wie Apps oder KI-gestützte Tools zur Diagnose und Therapie kommen nicht zu kurz.

Dieses Buch will informieren, ja – aber auch Mut machen. Es soll helfen, sich zurechtzufinden, ohne einem den eigenen Weg vorzugeben. Und vor allem: Es möchte zeigen, dass Parkinson zwar eine ernste Erkrankung ist, aber längst nicht bedeutet, dass man die Kontrolle über sein Leben verliert.

Bei der Entstehung dieses Buches kam auch künstliche Intelligenz zum Einsatz – nicht als Ersatz für menschliche Erfahrung, sondern als unterstützendes Werkzeug. Sie hat geholfen, Inhalte zu strukturieren, zu verdichten und verständlicher zu machen. Trotzdem: Jedes Wort wurde geprüft und mit Bedacht formuliert.

Wenn dieses Buch dazu beiträgt, Unsicherheit zu nehmen, Gespräche anzustoßen oder Entscheidungen leichter zu machen – dann hat es genau das erreicht, was wir uns gewünscht haben.

# Inhaltsverzeichnis

## Einleitung

Die Diagnose Parkinson stellt für Betroffene und ihre Angehörigen einen tiefgreifenden Einschnitt dar – verbunden mit vielen Fragen, Unsicherheiten und Herausforderungen. Diese Erkrankung des zentralen Nervensystems ist komplex und zeigt sich bei jedem Menschen in anderer Form. Neben den typischen motorischen Symptomen wie Zittern, Muskelsteifheit und Bewegungsverlangsamung treten häufig auch nicht-motorische Beschwerden auf – etwa Schlafstörungen, Depressionen oder kognitive Beeinträchtigungen. Gerade diese Vielschichtigkeit macht es notwendig, Parkinson nicht nur medizinisch, sondern ganzheitlich zu betrachten – und genau das ist das Anliegen dieses Buches.

In den folgenden Kapiteln erhalten Sie nicht nur einen fundierten Überblick über die medizinischen Grundlagen der Parkinson-Krankheit, sondern auch praktische Impulse, wie sich der Alltag besser gestalten lässt. Wir stellen schulmedizinische Therapien ebenso vor wie innovative Behandlungsmöglichkeiten und ergänzende, alternativmedizinische Ansätze, die in den letzten Jahren zunehmend an Bedeutung gewonnen haben. Im Mittelpunkt steht dabei stets das Ziel, wissenschaftlich gesichertes Wissen in verständlicher Form zu vermitteln – und gleichzeitig Raum für individuelle Wege zu lassen.

Dieses Buch lebt nicht nur von Forschungsergebnissen, sondern ebenso von der gelebten Erfahrung: Berichte von Betroffenen, Angehörigen und Fachpersonen zeigen, wie vielfältig der Umgang mit der Krankheit sein kann – und dass trotz aller Einschränkungen ein erfülltes, selbstbestimmtes Leben möglich ist.

Die Forschung schreitet rasch voran: Neue Medikamente, Therapiekonzepte und technologische Entwicklungen eröffnen spürbare Perspektiven für die Zukunft. Dieses Buch gibt Ihnen einen aktuellen Einblick in diese Fortschritte und zeigt auf, wie Sie als Patient oder Angehöriger davon profitieren können. Lassen Sie uns gemeinsam eine Reise antreten – durch Wissen, Praxis und persönliche Erfahrung. Möge dieses Buch Ihnen zur Seite stehen: als Informationsquelle, als Mutmacher und als verlässlicher Begleiter für die vielen kleinen und großen Schritte auf dem Weg mit Parkinson.

## Ziele und Zielgruppen

Dieses Buch versteht sich als praxisnaher Leitfaden für Menschen mit Parkinson – mit dem Ziel, Wege aufzuzeigen, wie sich durch bewusste Lebensstiländerungen Lebensqualität, Vitalität und Selbstwirksamkeit nicht nur erhalten, sondern vielfach auch steigern lassen. Es möchte eine neue Perspektive auf die Erkrankung eröffnen: eine, die auf Selbstbestimmung beruht, auf dem Vertrauen in die eigenen Ressourcen und auf einem ganzheitlichen Verständnis von Gesundheit.
Ein besonderes Anliegen ist es, den oft unterschätzten Beitrag von Bewegung, Ernährung, Achtsamkeit und Naturerleben zur Parkinson-Therapie herauszustellen. Neben medizinischem Wissen bietet das Buch konkrete Anleitungen und alltagstaugliche Impulse, die Betroffenen und ihrem Umfeld helfen können, den Umgang mit der Krankheit aktiver, bewusster und positiver zu gestalten.
Das Buch richtet sich an:

- Menschen mit Parkinson, die nach ergänzenden und natürlichen Möglichkeiten suchen, ihre Symptome zu lindern und ihre Lebensfreude zu bewahren.
- Angehörige und Betreuungspersonen, die Betroffene im Alltag begleiten und motivieren möchten – mit einem ganzheitlichen Verständnis und praktischer Unterstützung.

- Gesundheitsinteressierte, die sich mit natürlichen und integrativen Ansätzen im Umgang mit chronischen Erkrankungen auseinandersetzen wollen.
- Fachpersonen im Gesundheitswesen – etwa Therapeutinnen, Ernährungsberater oder Pflegekräfte –, die nach neuen Impulsen für ihre Arbeit mit Parkinson-Patienten suchen.

**Kapitel 1:    Parkinson verstehen**

Parkinson ist eine der häufigsten neurodegenerativen Erkrankungen weltweit – und doch bleibt sie für viele ein Rätsel. Was genau geschieht im Körper? Warum treten so unterschiedliche Symptome auf? Und was bedeutet die Diagnose für das Leben der Betroffenen?

Um mit Parkinson leben und die Krankheit aktiv bewältigen zu können, ist ein grundlegendes Verständnis ihrer Ursachen, Erscheinungsformen und Verläufe unerlässlich. Denn je besser man die Mechanismen kennt, die der Erkrankung zugrunde liegen, desto gezielter lassen sich individuelle Wege im Umgang mit ihr finden.

Parkinson – oder genauer: die Parkinson-Krankheit – betrifft vor allem das zentrale Nervensystem. Im Gehirn sterben nach und nach Nervenzellen in einer Region namens Substantia nigra ab. Diese Zellen produzieren den Botenstoff Dopamin, der für eine reibungslose Steuerung von Bewegungen unentbehrlich ist. Ein Mangel an Dopamin führt daher zu den typischen motorischen Symptomen: Zittern (Tremor), Muskelsteifheit (Rigor), Bewegungsverlangsamung (Bradykinese) und Gangstörungen. Doch Parkinson ist weit mehr als eine Bewegungserkrankung.

Viele Betroffene erleben zusätzlich nicht-motorische Symptome, etwa Schlafstörungen, Erschöpfung, Stimmungsschwankungen, Verdauungsprobleme oder kognitive Veränderungen. Diese Beschwerden sind oft subtiler, treten aber manchmal schon Jahre vor den ersten körperlichen Anzeichen auf – und sie wirken sich stark auf das emotionale Wohlbefinden und die Lebensqualität aus.

Die Ursachen der Parkinson-Krankheit sind bis heute nicht vollständig geklärt. Neben genetischen Faktoren spielen Umweltgifte, Entzündungsprozesse und der individuelle Lebensstil eine Rolle. In den meisten Fällen handelt es sich um ein Zusammenspiel mehrerer Einflüsse. Ebenso individuell wie die Auslöser ist der Verlauf: Parkinson zeigt sich bei jedem Menschen anders – in Tempo, Intensität und Kombination der Symptome.

Diese Vielfalt kann verunsichern. Doch sie eröffnet auch Spielräume. Denn die Krankheit ist kein statisches Schicksal, sondern ein dynamischer Prozess, auf den man Einfluss nehmen kann. Medikamente, Bewegung, Ernährung, psychologische Unterstützung und ergänzende Therapien tragen dazu bei, die Lebensqualität spürbar zu verbessern. Und nicht zuletzt ist Wissen ein Schlüssel: Wer die Krankheit versteht, kann ihr bewusster begegnen – mit mehr Handlungsspielraum, mehr Selbstvertrauen und einer realistischen, aber zuversichtlichen Perspektive.

**Exkurs:**

Ein Blick zurück – die Geschichte der Parkinson-Forschung. Die Parkinson-Krankheit trägt ihren Namen seit dem frühen 19. Jahrhundert. 1817 veröffentlichte der englische Arzt James Parkinson seine bahnbrechende Schrift An Essay on the Shaking Palsy, in der er erstmals eine systematische Beschreibung der „Schüttellähmung" vorlegte. Er beobachtete sieben Patienten mit auffälligen Bewegungsstörungen – unter anderem Zittern in Ruhe, gebeugte Haltung und langsame Bewegungen –, und schuf damit die Grundlage für das, was später als Morbus Parkinson bekannt wurde.

Trotz dieser frühen Beschreibung dauerte es fast ein Jahrhundert, bis man begann, die neurologischen Ursachen der Erkrankung zu entschlüsseln. Erst im 20. Jahrhundert wurden die strukturellen Veränderungen im Gehirn – vor allem der Dopaminmangel in der Substantia nigra – genauer erforscht. In den 1960er Jahren gelang ein entscheidender Durchbruch: Die Entdeckung, dass die Gabe von L-Dopa, einer Vorstufe von Dopamin, die Symptome deutlich lindern kann, revolutionierte die Behandlung.

Seitdem hat sich das Verständnis der Erkrankung stetig erweitert. Man weiß heute, dass Parkinson weit über das dopaminerge System hinausgeht und auch andere Botenstoffe wie Serotonin und Noradrenalin betroffen sind. Zudem wird erforscht, welche Rolle Eiweißablagerungen (sogenannte Lewy-Körperchen) in den Nervenzellen spielen – ein Hinweis darauf, dass Parkinson mit anderen neurodegenerativen Erkrankungen wie der Demenz vom Lewy-Körper-Typ oder der Alzheimer-Krankheit verwandt sein könnte.

Im 21. Jahrhundert steht die Parkinson-Forschung vor neuen Herausforderungen – und großen Hoffnungen: Gentherapien, tiefe Hirnstimulation, individualisierte Medizin, digitale Diagnoseverfahren und künstliche Intelligenz eröffnen neue Perspektiven für eine frühere Erkennung und gezieltere Behandlung.

Die Geschichte der Parkinson-Forschung ist damit keineswegs abgeschlossen – sie entwickelt sich stetig weiter. Und jede Erkenntnis bringt uns dem Ziel näher, nicht nur die Symptome besser zu behandeln, sondern eines Tages auch den Krankheitsprozess selbst aufhalten oder gar verhindern zu können.

## 1.1 Ursachen und Risikofaktoren der Erkrankung

Die Ursachen der Parkinson-Krankheit sind bis heute nicht vollständig geklärt. Vielmehr handelt es sich um ein komplexes Zusammenspiel verschiedener Einflüsse, das von Mensch zu Mensch unterschiedlich sein kann. Dennoch konnten die Forschung und klinische Beobachtungen in den letzten Jahrzehnten zahlreiche Hinweise auf mögliche Auslöser und Risikofaktoren zusammentragen.

Ein kleiner Teil der Parkinson-Fälle – etwa 5 bis 10 Prozent – ist eindeutig genetisch bedingt. Hier spielen bestimmte Genveränderungen eine Rolle, die das Risiko für eine Erkrankung deutlich erhöhen. Besonders bei Menschen, bei denen Parkinson bereits in jungen Jahren auftritt oder familiär gehäuft vorkommt, liegt häufig eine genetische Veranlagung vor. Allerdings bedeutet das Vorhandensein eines „Parkinson-Gens" nicht zwangsläufig, dass es auch zur Erkrankung kommt – die genetische Komponente ist also ein Risikofaktor, aber kein unabwendbares Schicksal.

Auch Umwelteinflüsse können das Risiko für Parkinson erhöhen. Dazu zählen insbesondere der Kontakt mit bestimmten Pestiziden, Lösungsmitteln oder Schwermetallen, wie sie in der Landwirtschaft oder Industrie vorkommen. Studien zeigen, dass Menschen, die über längere Zeiträume solchen Stoffen ausgesetzt sind, ein erhöhtes Erkrankungsrisiko tragen. Auch Luftverschmutzung und bestimmte Viruserkrankungen werden diskutiert – die genauen Zusammenhänge sind jedoch noch nicht abschließend erforscht.

Der wichtigste Risikofaktor bleibt das Alter. Die meisten Menschen erkranken nach dem 60. Lebensjahr, wobei die Wahrscheinlichkeit mit zunehmendem Alter deutlich steigt. Das bedeutet jedoch nicht, dass Parkinson eine reine „Alterskrankheit" ist – auch jüngere Menschen können betroffen sein, vor allem bei genetischer Vorbelastung oder bestimmten Umweltbedingungen.

Auch Lebensgewohnheiten können eine Rolle spielen, wenn auch die Datenlage hier noch nicht eindeutig ist. Rauchen scheint paradoxerweise mit einem leicht verminderten Parkinson-Risiko verbunden zu sein – die genauen Ursachen hierfür sind unklar und werden derzeit intensiv erforscht. Körperliche Inaktivität, chronischer Stress, bestimmte Ernährungsmuster oder ein Mangel an Vitamin D könnten dagegen das Risiko erhöhen. Gleichzeitig deuten Studien darauf hin, dass ein aktiver, bewegungsreicher Lebensstil sowie eine ausgewogene Ernährung mit antioxidativ wirkenden Lebensmitteln (z. B. Obst, Gemüse, Omega-3-Fettsäuren) einen gewissen Schutz bieten könnten.

Unabhängig von äußeren Einflüssen laufen bei Parkinson-Patienten im Körper bestimmte Prozesse ab, die vermutlich zur Schädigung der Nervenzellen beitragen. Dazu gehört die fehlerhafte Faltung eines Eiweißes namens Alpha-Synuclein, das sich in den Gehirnzellen anreichert und sogenannte Lewy-Körperchen bildet. Diese Ablagerungen stören die Zellfunktion und gelten als zentrales Merkmal der Erkrankung. Auch Entzündungsprozesse im Gehirn und eine gestörte „Müllentsorgung" in den Nervenzellen (Autophagie) stehen im Verdacht, eine Rolle zu spielen.

## 1.2    Genetische und umweltbedingte Faktoren

Die Entstehung der Parkinson-Krankheit lässt sich nicht auf einen einzelnen Auslöser zurückführen. Vielmehr entsteht sie aus einem komplexen Zusammenspiel innerer (genetischer) und äußerer (umweltbedingter) Faktoren. In diesem Abschnitt werfen wir einen genaueren Blick auf diese beiden Einflussbereiche – und darauf, was sie über den Krankheitsverlauf und mögliche Präventionsstrategien aussagen.

Bei etwa 5 bis 10 Prozent aller Parkinson-Fälle liegt eine familiäre Häufung vor, was auf eine genetische Ursache hindeutet. In diesen Fällen sind bestimmte Genveränderungen nachweisbar, die das Risiko für die Erkrankung deutlich erhöhen. Die bekanntesten dieser Gene sind:

- **SNCA**: Dieses Gen enthält die Bauanleitung für das Protein Alpha-Synuclein, dessen fehlerhafte Anhäufung in Nervenzellen ein zentrales Merkmal der Parkinson-Krankheit ist.
- **LRRK2**: Mutationen in diesem Gen gehören zu den häufigsten genetischen Ursachen der erblichen Form von Parkinson.
- **PARK2, PINK1, DJ-1**: Diese Gene stehen insbesondere mit einem sehr frühen Krankheitsbeginn (oft vor dem 40. Lebensjahr) in Verbindung.
- Wichtig zu wissen: Das Vorliegen einer genetischen Veränderung bedeutet nicht zwangsläufig, dass die Krankheit ausbricht. Vielmehr erhöht sich das Risiko – wie stark, hängt von weiteren Faktoren ab. In vielen Fällen wirken Gene und Umwelt gemeinsam.
- Die Forschung hat in den letzten Jahrzehnten eine Reihe von Umweltfaktoren identifiziert, die mit einem erhöhten Parkinson-Risiko in Verbindung stehen. Dazu zählen insbesondere:

15

- Pestizide und Herbizide: Der Kontakt mit bestimmten Pflanzenschutzmitteln (z. B. Paraquat oder Rotenon) erhöht nachweislich das Erkrankungsrisiko. Besonders betroffen sind Menschen, die in der Landwirtschaft oder im Gartenbau tätig sind.

- Lösungsmittel: Substanzen wie Trichlorethylen, die etwa in der chemischen Reinigung oder in Industrieprozessen verwendet werden, stehen ebenfalls im Verdacht, das Nervensystem zu schädigen.

- Schwermetalle und Industrieabgase: Eine chronische Belastung durch Mangan, Blei oder Quecksilber kann neurotoxisch wirken. Auch Feinstaub und Luftverschmutzung werden als Risikofaktoren diskutiert.

Diese Umweltfaktoren wirken vor allem dann negativ, wenn sie über einen längeren Zeitraum und in Kombination mit genetischer Anfälligkeit einwirken. Entscheidend ist also nicht nur der einzelne Einfluss, sondern das Zusammenwirken mehrerer Risikodimensionen.

Ein zentrales Konzept der modernen Parkinson-Forschung ist die sogenannte *Multiple-Hit-Hypothese*: Sie geht davon aus, dass erst das Zusammentreffen mehrerer schädlicher Einflüsse – genetisch, umweltbedingt, altersbedingt – die Krankheit auslöst. Dabei spielt auch das Immunsystem eine Rolle: Chronische Entzündungsprozesse im Körper, etwa durch Infektionen oder Fehlregulationen, könnten dazu beitragen, die Nervenzellen empfindlicher gegenüber schädlichen Einflüssen zu machen.

Hinzu kommt, dass bestimmte Schutzmechanismen – etwa körpereigene Reparaturprozesse in den Nervenzellen – bei manchen Menschen weniger wirksam funktionieren. Auch dies kann eine genetische Komponente haben und erklärt,

warum manche trotz starker Umweltbelastung gesund bleiben, während andere unter geringerer Belastung erkranken.
Genetische und umweltbedingte Faktoren sind keine Gegens-
ätze, sondern ergänzen sich im Verständnis der Parkinson-
Entstehung. Für die medizinische Praxis bedeutet das: Es lohnt
sich, individuelle Risiken genauer zu betrachten – sowohl bei
der Diagnose als auch bei der Planung von Präventions- und
Therapiekonzepten. Ein besseres Verständnis dieser Zusammenhänge ermöglicht nicht nur gezieltere Behandlungsansätze, sondern eröffnet auch Perspektiven für eine frühzeitige
Erkennung – lange bevor die ersten Symptome auftreten.

## 1.3   Verlauf und Stadien der Erkrankung

Die Parkinson-Krankheit verläuft in der Regel chronisch und
fortschreitend – das heißt, sie entwickelt sich langsam über
Jahre hinweg und betrifft im Laufe der Zeit immer mehr Bereiche des Körpers und der Lebensführung. Der individuelle Verlauf kann jedoch stark variieren: Während manche Menschen
über lange Zeit mit nur milden Symptomen leben, erleben andere eine raschere Verschlechterung oder eine stärkere Ausprägung nicht-motorischer Beschwerden.
Trotz dieser Unterschiede lässt sich die Erkrankung in verschiedene Stadien einteilen, die sowohl zur medizinischen
Orientierung als auch zur Planung therapeutischer Maßnahmen hilfreich sind.

### 1.3.1  Frühstadium (prodromale Phase und erste
         Symptome)

Schon Jahre vor der eigentlichen Diagnose zeigen viele Betroffene erste Anzeichen, die oft nicht mit Parkinson in

Verbindung gebracht werden. Zu diesen sogenannten *prodromalen Symptomen* gehören:

- Riechstörungen
- Verstopfung
- Schlafstörungen (z. B. REM-Schlafverhaltensstörung)
- depressive Verstimmungen oder Ängstlichkeit

Diese Frühzeichen deuten auf Veränderungen im vegetativen Nervensystem hin, die bereits in einem sehr frühen Krankheitsstadium beginnen können. Erst später treten die typischen motorischen Symptome auf – meist einseitig, etwa ein Zittern in der Hand oder eine leichte Verlangsamung der Bewegungen. Mit dem Fortschreiten der Erkrankung nehmen die motorischen Symptome zu: Muskelsteifheit, Gangunsicherheit, feinmotorische Schwierigkeiten und eine charakteristische Verlangsamung der Bewegungsabläufe können den Alltag zunehmend beeinträchtigen. Viele Menschen erleben in dieser Phase eine gute Wirksamkeit der medikamentösen Therapie, insbesondere durch L-Dopa und verwandte Wirkstoffe.

Gleichzeitig beginnt oft eine Phase, in der nicht-motorische Symptome an Bedeutung gewinnen: kognitive Veränderungen, Erschöpfung, Blasenstörungen oder Stimmungsschwankungen können hinzukommen und das subjektive Krankheitsgefühl stärker prägen als die körperlichen Einschränkungen.

In späteren Krankheitsphasen treten häufig sogenannte *motorische Fluktuationen* auf: Die Wirksamkeit der Medikamente lässt im Tagesverlauf nach, es kommt zu Schwankungen zwischen Beweglichkeit (On-Phasen) und starker Verlangsamung oder Steifigkeit (Off-Phasen). Auch unwillkürliche Überbewegungen (Dyskinesien) können als Nebenwirkung auftreten.

In dieser Phase ist eine besonders sorgfältige Abstimmung der Therapie erforderlich. Mobilität, Selbstständigkeit und soziale Teilhabe können erhalten bleiben, benötigen jedoch oft zusätzliche Unterstützung – etwa durch Physiotherapie, Ergotherapie oder Hilfsmittelversorgung.

### 1.3.2 Einteilung nach Hoehn und Yahr

Zur Beschreibung des Krankheitsverlaufs hat sich die sogenannte *Hoehn-und-Yahr-Skala* etabliert, die den Schweregrad der Erkrankung in fünf Stufen einteilt:

- **Stadium 1**: Einseitige Symptomatik ohne funktionelle Einschränkungen
- **Stadium 2**: Beidseitige Symptome, jedoch noch ohne Gleichgewichtsstörungen
- **Stadium 3**: Beginnende Haltungsinstabilität, jedoch selbstständiges Gehen noch möglich
- **Stadium 4**: Schwere Behinderung, aber noch selbstständiges Stehen
- **Stadium 5**: Bettlägerigkeit oder Rollstuhlabhängigkeit bei weitgehender Pflegebedürftigkeit

Diese Einteilung ist hilfreich, um die Therapie an den aktuellen Bedarf anzupassen, sollte aber immer individuell betrachtet werden – denn der subjektive Leidensdruck hängt nicht allein vom Stadium ab, sondern auch von persönlichen Ressourcen, Unterstützung und Lebensumständen.

Parkinson verläuft individuell – in Tempo, Ausprägung und Symptomkombination. Die Einteilung in Stadien hilft, Veränderungen frühzeitig zu erkennen und Behandlungsstrategien anzupassen. Ziel ist es, nicht nur den körperlichen Zustand zu stabilisieren, sondern auch Lebensqualität, Autonomie und Teilhabe möglichst lange zu erhalten.

## 1.4 Symptome und Auswirkungen auf das tägliche Leben

Die Parkinson-Krankheit zeigt sich in einer Vielzahl von Symptomen, die weit über die bekannten motorischen Beeinträchtigungen hinausgehen. Für Betroffene ist vor allem bedeutsam, wie sich diese Symptome im Alltag bemerkbar machen – beim Aufstehen, Gehen, Schreiben, Kommunizieren oder in sozialen Beziehungen. Denn Parkinson betrifft nicht nur den Körper, sondern das gesamte Leben.

Die auffälligsten Anzeichen der Erkrankung sind die motorischen Symptome. Sie sind es, die häufig zuerst zur ärztlichen Abklärung führen:

- **Tremor** (Zittern), meist in Ruhe und oft einseitig beginnend
- **Rigor** (Muskelsteifheit), der Bewegungen erschwert und Verspannungen verursacht
- **Bradykinese** (Verlangsamung der Bewegungsabläufe), die zu Trägheit, Unsicherheit und reduzierter Mimik führt
- **Posturale Instabilität** (Gleichgewichtsstörungen), die vor allem im späteren Verlauf das Sturzrisiko erhöht

Diese Symptome wirken sich unmittelbar auf Alltagstätigkeiten aus: Schuhe zubinden, einen Schlüssel drehen, eine Treppe hinuntergehen – all das kann zur Herausforderung werden. Bewegungen werden kleiner, langsamer, mühsamer. Die Schrift wird zittrig oder winzig, das Gesicht wirkt unbewegter, die Sprache leiser.

Weniger sichtbar, aber oft genauso beeinträchtigend sind die nicht-motorischen Symptome. Sie treten bei vielen Betroffenen früh auf und beeinflussen das körperliche und seelische Befinden in hohem Maß:

- **Schlafstörungen** (z. B. Ein- und Durchschlafprobleme, lebhafte Träume, nächtliches Umherwandern)
- **Müdigkeit und Erschöpfung**, auch unabhängig von körperlicher Belastung
- **Depressionen und Angstzustände**, die nicht nur reaktive Folgen, sondern Teil des Krankheitsbildes sind
- **Verstopfung**, Inkontinenz oder Blasenentleerungsstörungen
- **Kognitive Einschränkungen**, z. B. verlangsamtes Denken, Konzentrationsschwäche oder Wortfindungsstörungen
- **Geruchsverlust**, der oft bereits Jahre vor den ersten Bewegungsstörungen auftritt

Diese Symptome bleiben im ärztlichen Gespräch häufig unerwähnt – sei es aus Scham, Unsicherheit oder dem Gefühl, sie seien „nicht wichtig genug". Doch gerade sie tragen erheblich zur empfundenen Lebensqualität bei und sollten deshalb gezielt erfragt und behandelt werden.

Parkinson verändert den Alltag Schritt für Schritt. Was gestern noch selbstverständlich war, verlangt heute Planung, Geduld und manchmal auch Unterstützung. Der gewohnte Ablauf beim Anziehen oder Kochen kann sich verlangsamen, Wege im Haus erfordern mehr Vorsicht, die Teilnahme an gesellschaftlichen Aktivitäten wird schwieriger. Diese Veränderungen können das Selbstwertgefühl belasten – vor allem, wenn die Umwelt die Erkrankung nicht versteht oder unterschätzt.

Doch viele dieser Herausforderungen lassen sich mit geeigneten Strategien abmildern: durch Hilfsmittel, durch Bewegungstherapie, durch Umstrukturierungen im Tagesablauf oder durch gezielte Förderung von Fähigkeiten, die erhalten geblieben sind. Ebenso wichtig ist ein offener Umgang mit dem sozialen Umfeld, das Verständnis und Unterstützung bieten kann – wenn es über die Auswirkungen der Erkrankung informiert ist.

Parkinson betrifft Körper, Geist und Seele – und verändert, oft schleichend, den Alltag. Ein differenziertes Verständnis der Symptome und ihrer Wechselwirkungen ist der erste Schritt, um diesen Veränderungen aktiv zu begegnen. Nicht alles lässt sich aufhalten – aber vieles lässt sich gestalten. Ziel ist nicht Perfektion, sondern Lebensqualität: im eigenen Tempo, mit Unterstützung, mit Selbstachtung.

**Kapitel 2:**   **Diagnose und Prognose**

Die Diagnose Parkinson ist ein Einschnitt im Leben – für Betroffene wie für Angehörige. Sie bedeutet Klarheit und Unsicherheit zugleich: Auf der einen Seite steht die Erleichterung, endlich eine Erklärung für lange unerklärliche Beschwerden zu erhalten. Auf der anderen Seite tauchen neue Fragen auf: Wie geht es jetzt weiter? Was kommt auf mich zu? Was lässt sich tun – und was nicht?

Dieses Kapitel widmet sich diesen zentralen Themen: dem Weg zur Diagnose, den Methoden, die dabei unterstützen, und den Menschen, die diesen Prozess begleiten. Es beleuchtet auch, was nach der Diagnose geschieht – wie eine Prognose entsteht, welche Entwicklungsmöglichkeiten bestehen und warum jeder Verlauf so individuell ist wie der Mensch selbst.

Die Diagnose Morbus Parkinson wird heute in der Regel klinisch gestellt – das heißt durch ärztliche Beobachtung, Untersuchung und Einschätzung. Moderne bildgebende Verfahren und Tests können diese Einschätzung ergänzen, aber nicht ersetzen. Deshalb braucht es nicht nur technische Mittel, sondern vor allem Erfahrung, ein gutes Gespür und Zeit für das

Gespräch. Denn keine Erkrankung zeigt sich in zwei Menschen ganz gleich.

Ein weiterer wichtiger Aspekt ist die Abgrenzung: Nicht jedes Zittern, jede Muskelsteifheit oder Bewegungsverlangsamung ist automatisch ein Zeichen für idiopathischen Parkinson. Es gibt andere Erkrankungen – sogenannte atypische Parkinson-Syndrome –, die ähnliche Symptome zeigen, aber anders verlaufen und andere Behandlungen erfordern. Eine fundierte Differenzialdiagnose ist daher unverzichtbar.

Nach der Diagnose beginnt der eigentliche Weg: die Begleitung durch den Neurologen, die Einbindung weiterer Fachdisziplinen, die Zusammenarbeit zwischen Medizin, Therapie, Pflege und Alltag. Moderne Parkinson-Zentren und spezialisierte Einrichtungen bieten dabei nicht nur medizinische Expertise, sondern auch neue Perspektiven – durch vernetzte Versorgung, Forschung und patientenzentrierte Konzepte.

Und schließlich stellt sich die Frage nach dem Verlauf. Wie entwickelt sich die Krankheit? Was ist zu erwarten – und was lässt sich beeinflussen? Die Prognose ist keine Vorhersage im klassischen Sinn. Sie ist ein offenes Bild mit vielen möglichen Pfaden. Und auch wenn Parkinson fortschreitet, gibt es vieles, das gestaltet werden kann: durch Therapie, durch Lebensstil, durch Haltung.

Dieses Kapitel möchte Orientierung geben – sachlich, verständlich und lebensnah. Es soll helfen, die Erkrankung besser zu verstehen, gute Entscheidungen zu treffen und dem eigenen Weg mit mehr Sicherheit zu begegnen. Denn Wissen ist nicht alles – aber es ist ein Anfang. Und jeder Anfang zählt.

## 2.1   Diagnoseverfahren im Detail

Die Diagnose der Parkinson-Krankheit basiert vor allem auf klinischer Erfahrung – das heißt: auf Beobachtung, Gespräch und

Untersuchung durch erfahrene Ärztinnen und Ärzte. Dennoch stehen heute verschiedene technische Verfahren zur Verfügung, die helfen, die Diagnose zu stützen, andere Erkrankungen auszuschließen oder den Verlauf besser einzuschätzen. Keine dieser Methoden kann Parkinson eindeutig „beweisen", aber sie alle tragen dazu bei, ein möglichst klares Gesamtbild zu erhalten.

Am Anfang jeder Diagnostik steht das ärztliche Gespräch: Wann traten die ersten Symptome auf? Welche Beschwerden bestehen aktuell? Wie hat sich die Beweglichkeit verändert? Gibt es andere Auffälligkeiten – etwa beim Schlaf, bei der Verdauung oder beim Denken?

In der körperlichen Untersuchung prüft der Arzt gezielt die typischen Leitsymptome: Bewegungsverlangsamung (Bradykinese), Muskelsteifheit (Rigor), Zittern (Tremor) sowie Haltungsinstabilität. Auch die sogenannte *„Zieh-Test"* (Pull-Test), bei dem das Gleichgewicht durch einen leichten Rückwärtszug geprüft wird, gibt Hinweise auf die Standfestigkeit.

Zudem wird oft eine „medikamentöse Testung" durchgeführt: Spricht der Patient deutlich auf eine Einzeldosis L-Dopa oder ein verwandtes Medikament an, gilt dies als starker Hinweis auf eine idiopathische Parkinson-Erkrankung.

### 2.1.1 MRT (Magnetresonanztomographie)

Das MRT ist kein direkter Nachweis für Parkinson, aber ein wichtiges Instrument zum Ausschluss anderer Ursachen – zum Beispiel Tumore, Durchblutungsstörungen, entzündliche Prozesse oder atypische Parkinson-Syndrome. Bei fortgeschrittenem Verlauf lassen sich in einigen Fällen indirekte Veränderungen in bestimmten Hirnregionen erkennen, doch diese sind nicht beweisend.

## 2.1.2 PET (Positronen-Emissions-Tomographie)

Die PET ist ein hochsensibles Verfahren der Nuklearmedizin, das Stoffwechselvorgänge im Gehirn sichtbar macht. Durch radioaktiv markierte Substanzen kann z. B. der Dopaminstoffwechsel dargestellt werden. PET-Untersuchungen liefern sehr präzise Bilder, sind aber teuer und werden in der Regel nur in spezialisierten Zentren und in besonderen Fällen eingesetzt – etwa zur Abgrenzung von Parkinson-ähnlichen Erkrankungen oder in der Forschung.

## 2.1.3 DaTSCAN (Dopamintransporter-Szintigraphie)

Der DaTSCAN ist derzeit das wichtigste bildgebende Verfahren zur ergänzenden Diagnostik von Parkinson. Er zeigt die Verteilung von Dopamin-Transportern im Gehirn – also den Strukturen, die für die Weiterleitung von Bewegungsimpulsen entscheidend sind.
Typischerweise zeigt sich bei Parkinson eine asymmetrische Reduktion dieser Dopamintransporter, insbesondere in der *Substantia nigra* und dem *Striatum*. Der DaTSCAN kann helfen, die Parkinson-Krankheit von anderen Bewegungsstörungen wie dem essentiellen Tremor oder psychogenen Störungen abzugrenzen.
Wichtig: Ein unauffälliger DaTSCAN spricht gegen Parkinson, ein auffälliger DaTSCAN stützt die Diagnose – ersetzt aber niemals die klinische Beurteilung.

## 2.1.4 Weitere Tests und Verfahren
Je nach Symptombuster und Verdachtsdiagnose können ergänzende Verfahren sinnvoll sein:

- Ultraschall des Gehirns (transkranielle Sonographie): kann typische Veränderungen in der *Substantia nigra* sichtbar machen.
- Neuropsychologische Tests: erfassen mögliche kognitive Einschränkungen, z. B. bei Aufmerksamkeit, Sprache, Gedächtnis oder Exekutivfunktionen.
- Geruchstests: helfen in frühen Stadien, da viele Betroffene einen eingeschränkten Geruchssinn entwickeln – oft Jahre vor den motorischen Symptomen.
- Lumbalpunktion und Laboruntersuchungen: dienen v. a. dem Ausschluss anderer neurologischer Erkrankungen (z. B. Entzündungen, Autoimmunprozesse, atypische Parkinson-Syndrome).
- Die Diagnose von Parkinson beruht auf einem Zusammenspiel aus Erfahrung, Beobachtung und gezieltem Einsatz technischer Verfahren. Moderne Bildgebung kann helfen, Unsicherheiten zu klären – sie ersetzt jedoch nicht den geschulten Blick und das Verständnis für den individuellen Krankheitsverlauf. Entscheidend bleibt: Die Technik unterstützt die Diagnose – aber sie trifft sie nicht allein.

## 2.2 Wenn es nicht der „klassische Parkinson" ist (Differentialdiagnosen):

Nicht jedes Zittern, jede Steifheit oder Verlangsamung bedeutet Morbus Parkinson. Atypische Parkinson-Syndrome ähneln der Erkrankung äußerlich, folgen aber anderen Mustern und erfordern spezifische Behandlungsstrategien. Eine differenzierte Diagnostik schützt vor falschen Hoffnungen – und öffnet zugleich Wege für gezielte Hilfe und neue therapeutische Perspektiven.

Die Diagnose *Morbus Parkinson* bezieht sich im engeren Sinn auf die sogenannte *idiopathische Parkinson-Krankheit* – eine Erkrankung, deren genaue Ursache unbekannt ist, die aber durch den fortschreitenden Verlust dopaminproduzierender Nervenzellen in der *Substantia nigra* gekennzeichnet ist. Doch es gibt auch eine Reihe anderer Erkrankungen, die ähnliche Symptome verursachen können – insbesondere motorische Beschwerden wie Zittern, Steifheit und Bewegungsverlangsamung. Diese nennt man *atypische Parkinson-Syndrome* oder *Parkinson-Plus-Syndrome*.

Für die Therapie und Prognose ist die Unterscheidung entscheidend – denn Verlauf, Medikamentenansprechen und Behandlungsstrategien unterscheiden sich zum Teil erheblich.

### 2.2.1 Die wichtigsten atypischen Parkinson-Syndrome im Überblick

**Multisystematrophie (MSA)**

Die MSA ist eine seltene, aber ernsthafte neurodegenerative Erkrankung, die neben Parkinson-ähnlichen Symptomen auch andere Körpersysteme betrifft – etwa den Kreislauf, die Blasenfunktion oder die Sprache.
Typisch sind:

- sehr frühes Gleichgewichtsproblem oder plötzliche Stürze
- ausgeprägter Blutdruckabfall beim Aufstehen (orthostatische Hypotonie)
- Sprachstörungen und Probleme beim Schlucken
- geringe oder fehlende Besserung durch L-Dopa
- Es wird zwischen zwei Hauptformen unterschieden: einer mit vorwiegend Parkinson-Symptomen (MSA-P) und

einer mit betonter Kleinhirnbeteiligung und Gangunsicherheit (MSA-C).

## 2.2.2 Progressive supranukleäre Blickparese (PSP)

Die PSP ist durch eine fortschreitende Störung der Bewegungskoordination und der Augensteuerung gekennzeichnet. Sie tritt meist im höheren Alter auf.
Typisch sind:

- Stürze nach hinten bereits zu Beginn der Erkrankung
- Schwierigkeiten, die Augen nach oben oder unten zu bewegen
- starres Gesicht, steifer Nacken
- Sprach- und Schluckstörungen
- geringe oder keine Wirkung von L-Dopa

Im Gegensatz zur idiopathischen Parkinson-Krankheit steht bei der PSP nicht das Zittern, sondern die Haltungsinstabilität im Vordergrund.

### 2.2.3 Kortikobasale Degeneration (CBD)

CBD ist eine sehr seltene Form neurodegenerativer Erkrankung, bei der es zu asymmetrischen Bewegungsstörungen und kognitiven Beeinträchtigungen kommt.
Typisch sind:

- starke einseitige Muskelsteifheit oder Bewegungslosigkeit
- „fremd wirkende Hand" (alien limb phenomenon)
- Probleme bei zielgerichteten Bewegungen
- Sprachstörungen
- rasche kognitive Einbußen
- Auch hier spricht die Erkrankung kaum auf die klassische Parkinson-Medikation an.

## 2.2.4 Weitere Differentialdiagnosen

- **Essentieller Tremor**: Diese häufige Erkrankung äußert sich vor allem durch Zittern, insbesondere bei Bewegung oder Halten von Gegenständen. Im Gegensatz zu Parkinson tritt das Zittern *nicht in Ruhe* auf, es fehlen Muskelsteifheit und Bewegungsverlangsamung.
- **Normaldruckhydrozephalus**: Eine seltene Erkrankung, bei der sich zu viel Gehirnflüssigkeit ansammelt. Typisch ist eine Kombination aus Gangstörung, Gedächtnisproblemen und Inkontinenz.
- **Psychogene Bewegungsstörungen**: Symptome, die auf seelische Ursachen zurückgehen, sind schwer abzugrenzen, können aber motorisch an Parkinson erinnern.

**Wie wird unterschieden?**
- Die Abgrenzung zwischen idiopathischem Parkinson und einem atypischen Parkinson-Syndrom erfordert Erfahrung, Geduld und oft eine längere Beobachtungszeit. Hinweise auf eine atypische Form sind:
- sehr früher Verlust des Gleichgewichts
- fehlendes oder nur kurzzeitiges Ansprechen auf L-Dopa
- rasch fortschreitender Verlauf
- frühe Blasen- oder Schluckstörungen
- auffällige Augenbewegungen oder Sprachprobleme

In solchen Fällen sind zusätzliche bildgebende Verfahren wie MRT oder DaTSCAN, neuropsychologische Tests und spezifische Laboruntersuchungen besonders hilfreich. Wichtig ist: Auch bei unklaren oder atypischen Verläufen steht die bestmögliche Unterstützung im Vordergrund – unabhängig vom genauen Etikett der Diagnose.

## 2.3 Die Rolle des Neurologen

Ein guter Neurologe ist weit mehr als ein Medikamentenverordner. Er ist Lotse, Übersetzer, Ansprechpartner und Mitdenker – medizinisch kompetent, aber auch menschlich zugewandt. Für Menschen mit Parkinson und ihre Angehörigen bedeutet das: Sie sind nicht allein. Mit dem richtigen Facharzt an ihrer Seite gewinnen sie nicht nur Zugang zu modernen Therapien, sondern auch das beruhigende Gefühl, in guten Händen zu sein.

Im Falle einer Parkinson-Erkrankung ist der Neurologe nicht nur Diagnostiker, sondern langfristiger Begleiter. Er ist häufig die erste Fachperson, die mit dem Verdacht auf die Erkrankung konfrontiert wird – und bleibt meist über viele Jahre hinweg die zentrale medizinische Ansprechperson für Betroffene und Angehörige.

Im ersten Schritt geht es darum, die Erkrankung korrekt zu erkennen: durch gezielte Fragen zur Krankengeschichte, neurologische Untersuchungen und, wenn nötig, ergänzende Verfahren wie DaTSCAN oder MRT. Doch mindestens genauso wichtig wie die Diagnose selbst ist das ärztliche Gespräch, das darauf folgt. Ein guter Neurologe nimmt sich Zeit, erklärt verständlich, ordnet ein und schafft Orientierung. Denn nur wer versteht, was die Diagnose bedeutet, kann fundierte Entscheidungen treffen – medizinisch, persönlich, familiär.

Die Behandlung der Parkinson-Krankheit ist hochgradig individuell. Der Neurologe stellt dabei die medikamentöse Grundversorgung sicher, wählt geeignete Präparate aus, passt Dosierungen an und überprüft regelmäßig die Wirkung. Dabei geht es nicht allein um die motorischen Symptome, sondern auch um nicht-motorische Beschwerden wie

Schlafstörungen, Stimmungsschwankungen oder kognitive Veränderungen.

In Zusammenarbeit mit anderen Fachdisziplinen – etwa Physiotherapie, Logopädie, Ergotherapie oder Neuropsychologie – koordiniert der Neurologe einen umfassenden Therapieplan. Auch komplementäre Verfahren und ergänzende Hilfen können im Gespräch angesprochen und auf ihre Sinnhaftigkeit geprüft werden.

Parkinson ist eine fortschreitende Erkrankung, die sich im Laufe der Zeit verändert. Symptome können schwanken, neue Herausforderungen entstehen, alte Therapien verlieren an Wirksamkeit. Der Neurologe beobachtet diesen Verlauf, erkennt frühzeitig Anpassungsbedarf und sorgt dafür, dass das Behandlungskonzept mit der Lebenssituation des Patienten Schritt hält.

Dabei wird die Rolle des Neurologen mit der Zeit oft partnerschaftlicher: Nicht der Arzt „bestimmt", sondern begleitet, berät und stärkt die Selbstwirksamkeit der Betroffenen. Idealerweise entsteht eine vertrauensvolle Zusammenarbeit, in der auch Ängste, Zweifel oder Therapiepausen offen besprochen werden können.

Viele Neurologen arbeiten eng mit Parkinson-Zentren, spezialisierten Kliniken oder Forschungsnetzwerken zusammen. Dort bestehen oft zusätzliche Angebote – etwa für Tiefe Hirnstimulation, Pumpentherapie oder klinische Studien. Der Neurologe kann diese Wege aufzeigen und helfen, den richtigen Zeitpunkt für eine Überweisung oder Mitbehandlung zu finden. Zudem ist er oft auch die Schnittstelle zu anderen Versorgungsbereichen: Hausarzt, Fachärzte, Pflege, Reha, Hilfsmittelversorgung. In komplexeren Situationen – etwa bei starkem Medikamentenbedarf, Demenz oder Pflegebedarf – behält er den Überblick und koordiniert das Zusammenspiel.

**Checkliste: Was macht einen guten Neurologen aus?**
Ein guter Neurologe ist nicht nur fachlich kompetent, sondern auch empathisch und zugewandt. Diese Merkmale helfen Ihnen dabei zu erkennen, ob Sie sich gut aufgehoben fühlen:

Fachkompetenz
Er oder sie kennt sich mit Parkinson aus, ist mit aktuellen Leitlinien, Therapiemöglichkeiten und neuen Entwicklungen vertraut.

Verständliche Kommunikation
Medizinische Begriffe werden erklärt, nicht nur genannt. Sie verstehen, was gemeint ist – und dürfen jederzeit nachfragen.

Zeit für das Gespräch
Es bleibt Raum für Ihre Anliegen – nicht nur für Rezepte. Gute Neurologen hören zu, auch zwischen den Symptombeschreibungen.

Ganzheitlicher Blick
Nicht nur motorische, sondern auch nicht-motorische Beschwerden wie Schlaf, Stimmung oder Verdauung werden ernst genommen.

Individuelle Therapieplanung
Ihre persönliche Situation, Wünsche und Lebensgewohnheiten fließen in die Behandlung ein – keine „Standardlösung für alle".

Zusammenarbeit auf Augenhöhe
Entscheidungen werden gemeinsam getroffen. Sie fühlen sich als Mensch gesehen, nicht nur als „Fall".

**Bereitschaft zur Anpassung**
Wenn sich Ihre Symptome oder Lebensumstände ändern, wird auch der Therapieplan überdacht – flexibel und ohne Schuldzuweisungen.

**Netzwerkorientierung**
Der Neurologe kennt weitere Fachangebote, Therapien oder spezialisierte Einrichtungen – und leitet Sie dorthin weiter, wenn nötig.

**Fortbildungsbereitschaft**
Gute Neurologen bleiben neugierig: Sie informieren sich über neue Forschung, innovative Therapien und digitale Möglichkeiten.

## 2.4 Bedeutung der interdisziplinären Zusammenarbeit

Die Parkinson-Krankheit betrifft nicht nur einzelne Körperfunktionen, sondern das ganze Leben – körperlich, geistig, emotional und sozial. Deshalb reicht eine rein medizinische Betreuung durch den Neurologen in vielen Fällen nicht aus. Eine gute Versorgung ist immer Teamarbeit. Und je besser die beteiligten Fachrichtungen zusammenarbeiten, desto größer ist der Nutzen für den Patienten.
Parkinson ist eine komplexe Erkrankung mit vielfältigen Auswirkungen: Bewegung, Sprache, Mimik, Denken, Schlaf, Verdauung, Stimmung – fast jeder Bereich kann betroffen sein. Viele Beschwerden lassen sich nicht allein medikamentös behandeln, sondern benötigen gezielte therapeutische Unterstützung.
Hier kommt die interdisziplinäre Zusammenarbeit ins Spiel: Verschiedene Fachleute bringen ihr Wissen und ihre

Perspektiven ein, um gemeinsam die bestmögliche Behandlung zu gestalten. Dabei geht es nicht um „mehr Therapie", sondern um *bessere Koordination* – individuell abgestimmt, zielgerichtet und transparent.

Wer gehört zum Parkinson-Team?

- Neurologe: zentrale medizinische Fachperson, Diagnostik, Therapieplanung, Verlaufskontrolle
- Hausarzt: kontinuierliche Betreuung, Schnittstelle zu anderen Fachbereichen, Koordination bei Begleiterkrankungen
- Physiotherapeut: gezieltes Bewegungstraining, Verbesserung von Haltung, Gleichgewicht und Gehfähigkeit
- Ergotherapeut: Unterstützung bei Alltagsaktivitäten, Handfunktion, Hilfsmittelberatung, Energieeinsparung
- Logopäde: Behandlung von Sprachstörungen, Sprechtraining, Schlucktherapie
- Neuropsychologe oder Psychologe: Diagnostik und Therapie bei kognitiven Veränderungen, Depression, Angst
- Ernährungsberater: individuelle Anpassung bei Gewichtsverlust, Schluckbeschwerden oder Wechselwirkungen mit Medikamenten
- Pflegefachkräfte: Unterstützung im Alltag, Beobachtung von Veränderungen, Schulung von Angehörigen
- Sozialarbeiter oder Patientenberater: Hilfe bei Anträgen, Pflegegraden, Reha, Wohnraumanpassung und sozialrechtlichen Fragen

Parkinson ist zu komplex, um ihn allein zu bewältigen – von Patienten wie von Ärzten. Eine interdisziplinäre Zusammenarbeit schafft Synergien, bündelt Wissen und entlastet die Beteiligten. Sie ist kein Luxus, sondern Voraussetzung für eine ganzheitliche Versorgung. Denn wer sich gut begleitet weiß, kann seine Kräfte besser einsetzen – für das, was wirklich zählt: Lebensqualität, Teilhabe und Zuversicht. Zentraler Teil des Teams ist und bleibt der Betroffene selbst – mit seinen Erfahrungen, seinem Wissen über den eigenen Körper und seinen Vorstellungen vom Leben mit der Erkrankung. Gute interdisziplinäre Zusammenarbeit bedeutet nicht nur professionelle Abstimmung, sondern auch echte Teilhabe. Der Patient wird nicht „behandelt", sondern mitgenommen, gefragt, ermutigt.

In der Realität ist die Zusammenarbeit zwischen den Berufsgruppen nicht immer ideal. Oft fehlen verbindliche Strukturen, Zeit oder digitale Schnittstellen. Umso wichtiger ist es, dass Patienten und Angehörige selbst gut informiert sind und aktiv mitwirken – etwa durch einen Therapieplan, ein Parkinson-Tagebuch oder regelmäßige Rücksprachen mit dem Hausarzt.

Zunehmend entstehen spezialisierte Parkinson-Netzwerke oder integrierte Versorgungszentren, in denen die Koordination systematisch erfolgt. Auch digitale Plattformen und Apps können helfen, den Austausch zwischen den Beteiligten zu erleichtern.

## 2.5 Innovationspotenzial spezialisierter Parkinson-Zentren

Spezialisierte Parkinson-Zentren sind mehr als medizinische Einrichtungen – sie sind Knotenpunkte für Wissen, Versorgung und Zukunftsgestaltung. Sie bringen Menschen und Disziplinen zusammen, denken Versorgung weiter und schaffen Räume für neue Ansätze. Für viele Betroffene können sie einen echten Wendepunkt im Umgang mit der Erkrankung bedeuten: durch bessere Betreuung, mehr Transparenz – und neue Hoffnung.

In den letzten Jahren hat sich in der Versorgung von Parkinson-Patienten viel bewegt – nicht nur in Bezug auf Medikamente und Therapieverfahren, sondern auch in der Organisation medizinischer Angebote. Spezialisierte Parkinson-Zentren spielen dabei eine immer wichtigere Rolle. Sie verbinden klinische Erfahrung, interdisziplinäre Zusammenarbeit und wissenschaftliche Innovation – und bieten damit neue Perspektiven für Betroffene und Angehörige.

Parkinson-Zentren sind spezialisierte ambulante oder stationäre Einrichtungen, die sich ganz auf die Diagnostik, Behandlung und Begleitung von Menschen mit Parkinson und verwandten Erkrankungen konzentrieren. Sie arbeiten oft an neurologischen Kliniken, Universitätsstandorten oder in überregionalen Fachnetzwerken und sind mit modernster Technik und multiprofessionellen Teams ausgestattet.

Was sie von einer herkömmlichen Praxis unterscheidet, ist die hohe Spezialisierung, die interdisziplinäre Organisation und die enge Verbindung zur Forschung. In diesen Zentren kommen Neurologen, Therapeuten, Psychologen, Pflegekräfte und Sozialberater regelmäßig zusammen – nicht nebeneinander, sondern miteinander.

Wovon profitieren Patientinnen und Patienten konkret?

- Genauere Diagnostik: Durch Erfahrung, spezialisierte Testverfahren und moderne Bildgebung können auch seltene oder atypische Verläufe besser eingeordnet werden.

- Individuelle Therapiepläne: Die Therapie wird nicht nur „verordnet", sondern gemeinsam entwickelt – basierend auf ausführlichen Gesprächen, Verlaufsbeobachtungen und Teamkonferenzen.

- Komplextherapie: In stationären Zentren kann eine sogenannte Parkinson-Komplexbehandlung angeboten werden – eine mehrwöchige, intensiv abgestimmte

Therapieeinheit mit Medizin, Bewegung, Sprache, Psyche und Alltagstraining.

- Technologische Unterstützung: Einsatz von Wearables, Sensoren, Bewegungsanalysen und digitalen Tagebüchern zur Überwachung und Feineinstellung der Therapie.
- Zugang zu innovativen Verfahren: Tiefe Hirnstimulation, Pumpentherapie oder klinische Studien stehen meist zuerst in spezialisierten Zentren zur Verfügung.
- Vernetzung: Patienten profitieren von strukturierten Nachsorgeprogrammen, Patientenschulungen und dem Kontakt zu Selbsthilfegruppen.

Viele Parkinson-Zentren sind zugleich Orte der Forschung: Neue Medikamente, Diagnosemethoden, Therapieansätze und technische Entwicklungen werden hier erprobt und wissenschaftlich begleitet. Das schafft einen besonderen Vorteil für die Versorgung – denn innovative Erkenntnisse gelangen hier schneller in den Alltag der Patienten.

Zugleich fließt die Erfahrung aus der Praxis in die Forschung zurück: Welche Therapien funktionieren unter realen Bedingungen? Was brauchen Patientinnen und Patienten wirklich? Die Nähe zwischen Forschung und Versorgung macht spezialisierte Zentren zu wichtigen Innovationstreibern.

Nicht jeder hat sofort Zugang zu einem solchen Zentrum – sei es wegen großer Entfernungen, fehlender Information oder Wartezeiten. Umso wichtiger ist es, dass Hausärzte und Neurologen wohnortnah über diese Möglichkeiten informieren und eine gezielte Zuweisung vornehmen. Viele Zentren bieten auch ambulante Konsile, digitale Sprechstunden oder mobile Versorgungsmodelle an.

**Kapitel 3:    Der Körper als Ressource**

Der Körper mit Parkinson ist nicht nur ein Ort der Erkrankung, sondern auch ein Raum für Entwicklung. Bewegung, Selbstwahrnehmung und achtsamer Umgang eröffnen neue Handlungsmöglichkeiten – gerade in einer Situation, die von Kontrollverlust geprägt scheint. Wer seinen Körper nicht aufgibt, sondern als Ressource erkennt, gewinnt ein Stück Autonomie zurück. Und oft mehr, als man für möglich gehalten hätte.

Die Diagnose Parkinson bringt oft das Gefühl mit sich, dem eigenen Körper nicht mehr vertrauen zu können. Bewegungen verändern sich, die Reaktionen verlangsamen sich, gewohnte Abläufe geraten ins Stocken. Es scheint, als ob der Körper zum Gegner wird – fremd, schwerfällig, unzuverlässig.

Doch dieser Blick greift zu kurz. Denn trotz der neurologischen Veränderungen bleibt der Körper auch bei Parkinson eine Quelle von Kraft, Handlung und Selbstwahrnehmung. Er ist nicht nur Schauplatz der Erkrankung, sondern zugleich Teil der Lösung. Wer lernt, den Körper neu zu spüren, zu fördern und gezielt einzusetzen, kann Lebensqualität, Beweglichkeit und Selbstvertrauen nachhaltig stärken.

Bewegung ist weit mehr als Muskelarbeit. Sie aktiviert das Gehirn, stärkt die Motivation und verbessert messbar die neurologische Funktion. Studien zeigen, dass regelmäßige körperliche Aktivität nicht nur Symptome lindern, sondern auch den Krankheitsverlauf positiv beeinflussen kann – insbesondere, wenn sie früh begonnen und konsequent fortgeführt wird.

Dabei geht es nicht um sportliche Höchstleistungen, sondern um eine neue Form von Körperbewusstsein: Aufstehen, sich strecken, bewusst gehen, tanzen, atmen – all das kann zu kleinen täglichen Übungen werden, die Stabilität und Lebensfreude zurückbringen.

Viele alltägliche Routinen – Duschen, Anziehen, Eincremen – werden bei Parkinson mühsamer. Doch gerade diese scheinbar banalen Tätigkeiten können zu Momenten bewusster Selbstfürsorge werden. Wer sich Zeit nimmt, auf seinen Körper zu hören, Bewegungen zu erkunden, sich selbst mit Respekt zu begegnen, stärkt nicht nur das Körperbild, sondern auch das Selbstwertgefühl.

Parkinson verläuft nicht linear. Es gibt gute und schlechte Tage, Phasen der Beweglichkeit und Zeiten der Erschöpfung. Wer seinen Körper besser kennt, kann Warnsignale frühzeitig erkennen – etwa Überlastung, Medikationsfluktuationen oder Stressreaktionen – und entsprechend handeln. Ein Körper, den man als Verbündeten versteht, ermöglicht eine aktivere Krankheitsbewältigung.

Bei allem Fokus auf Einschränkungen lohnt sich der Blick auf das, was erhalten geblieben ist – und darauf, was sich entwickeln lässt. Viele Betroffene entdecken neue Bewegungsformen (z. B. Qi Gong, Tanzen, Nordic Walking), entdecken alte Interessen neu oder gewinnen über die körperliche Aktivität wieder Vertrauen in sich selbst.

Wichtig ist: Jeder Körper ist anders. Es gibt kein fixes Programm, das für alle passt. Was zählt, ist der individuelle Weg – und das Erleben, dass selbst kleine Fortschritte bedeutsam sein können.

## 3.1 Bedeutung von Bewegung und Sport

Bewegung ist bei Parkinson kein „Extra", sondern eine wirksame Form von Therapie – ganz ohne Nebenwirkungen. Sie kann Symptome lindern, den Krankheitsverlauf verlangsamen und die Selbstständigkeit fördern. Vor allem aber stärkt sie das Gefühl, dem Körper nicht ausgeliefert zu sein, sondern mit ihm zu arbeiten. Wer sich bewegt, spürt: Ich kann etwas tun – und das verändert alles.

Bewegung ist ein zentrales Element in der Behandlung der Parkinson-Krankheit – nicht als bloße Ergänzung zur medikamentösen Therapie, sondern als eigenständiger, wirkungsvoller Baustein. Wer sich regelmäßig und gezielt bewegt, kann nicht nur körperliche Funktionen erhalten, sondern auch die Lebensqualität spürbar verbessern. Bewegung wirkt dabei nicht nur auf Muskeln und Gelenke – sie aktiviert das Gehirn, verbessert die Stimmung, stärkt das Selbstbewusstsein und schenkt ein Gefühl von Kontrolle inmitten der Ungewissheit.

Zahlreiche Studien zeigen, dass körperliche Aktivität bei Parkinson vielfältige positive Effekte hat. Dazu gehören:

- Verbesserung der Beweglichkeit, Koordination und Haltung
- Verminderung von Steifigkeit (Rigor) und Verlangsamung (Bradykinese)
- Förderung der Neuroplastizität – also der Fähigkeit des Gehirns, neue Verbindungen zu schaffen
- Stabilisierung der Gangfunktion und Verringerung des Sturzrisikos
- Unterstützung der Atem- und Herz-Kreislauf-Funktion
- Stimmungsaufhellung und Stressabbau
- Besserer Schlaf und mehr Energie im Alltag

Dabei ist nicht entscheidend, wie „sportlich" man ist oder ob man früher regelmäßig trainiert hat. Entscheidend ist, *dass* man beginnt – in kleinen Schritten, im eigenen Tempo, mit Freude an der Bewegung.

Die Auswahl an möglichen Bewegungsformen ist groß – wichtig ist, dass sie zur jeweiligen Lebenssituation, den individuellen Beschwerden und den eigenen Vorlieben passt. Geeignet sind unter anderem:

- Gehen und Nordic Walking: fördert Ausdauer, Gleichgewicht und rhythmisches Gehen
- Tanzen (z. B. Tango, Rhythmustherapie): verbindet Bewegung mit Musik, fördert Koordination und Freude
- Tai Chi oder Qi Gong: verbessern Balance, Achtsamkeit und Körperwahrnehmung
- Radfahren (auch auf dem Heimtrainer): erhält die Beinkraft und ist auch bei Gangunsicherheit möglich
- Krafttraining mit Anleitung: stärkt Muskulatur, Haltung und Stabilität
- Bewegungsgruppen oder Reha-Sport: bieten Motivation, Struktur und sozialen Austausch

Wichtig ist: Bewegung muss nicht anstrengend sein, um wirksam zu sein – sie muss *regelmäßig* stattfinden und möglichst *mit positiver Erfahrung* verknüpft sein.

Die größte Herausforderung ist oft nicht der Anfang, sondern das Durchhalten. Hier helfen:
- realistische Ziele: z. B. 10 Minuten pro Tag, 3 Mal pro Woche
- Tagebuch oder App zur Dokumentation der Fortschritte
- Training in der Gruppe oder mit Partner als Motivation
- Integration in den Alltag: z. B. Treppensteigen, Spazierengehen, Dehnübungen am Morgen
- positives Erleben: Freude, Musik, Natur, Belohnung

## 3.2 Gezielte Trainingsformen für unterschiedliche Bedürfnisse

Bewegung hilft – das ist wissenschaftlich gut belegt. Doch Parkinson ist nicht gleich Parkinson, und Menschen mit derselben Diagnose erleben oft sehr unterschiedliche Symptome, Einschränkungen und Belastungen. Deshalb kann es kein allgemeingültiges Trainingsprogramm geben. Entscheidend ist, dass Bewegungsangebote individuell angepasst werden – an die körperlichen Voraussetzungen, das Stadium der Erkrankung, persönliche Ziele und alltägliche Herausforderungen. Gezieltes Training heißt: sinnvoll, strukturiert und angepasst. Dabei geht es nicht um sportliche Leistung, sondern um Funktionserhalt, Selbstständigkeit und Lebensfreude.

### 3.2.1 Training im frühen Stadium – Aktivierung und Prävention

In der Anfangsphase der Erkrankung stehen meist nur leichte motorische Einschränkungen im Vordergrund. Viele Alltagsaktivitäten sind noch gut möglich, die Motivation zur Bewegung ist hoch. Ziel in dieser Phase ist es, vorhandene körperliche Ressourcen zu erhalten und die neuroplastischen Prozesse im Gehirn anzuregen. Geeignete Trainingsformen:

- Ausdauertraining: z. B. Walking, Radfahren, leichtes Joggen
- Koordinationstraining: z. B. Tanzen, Gymnastik, Yoga
- gezielter Muskelaufbau: z. B. mit dem eigenen Körpergewicht oder leichten Gewichten
- Dehnübungen gegen Muskelsteifheit
- Atemtraining und Stimmübungen zur frühzeitigen Unterstützung der Sprachfunktionen

In dieser Phase empfiehlt sich die Einbindung eines Bewegungstagebuchs oder einer App zur Selbstbeobachtung.

### 3.2.2 Training bei zunehmenden Einschränkungen – gezielte Kompensation

Wenn Symptome deutlicher hervortreten – etwa Gangunsicherheit, Steifheit oder vermehrte Erschöpfung – rückt das gezielte Training von Alltagssituationen in den Mittelpunkt. Hier ist eine begleitende Physiotherapie besonders sinnvoll, ergänzt durch ergotherapeutische Impulse. Schwerpunkte in dieser Phase:

- Gleichgewichtsschulung (z. B. auf instabilen Unterlagen oder mit gezielten Gewichtsverlagerungen)
- Gangtraining (auch mit Taktgebern oder visuellem Feedback)
- Transferübungen (z. B. vom Stuhl aufstehen, vom Bett aufstehen, Treppen steigen)
- Training von Feinmotorik und Handgeschicklichkeit (z. B. Greifübungen, Malen, Basteln)
- Alltagstraining mit Ergotherapeuten zur Energieeinsparung und Anpassung der Wohnumgebung

Wichtig ist hier auch die Entwicklung von Strategien gegen sogenannte *Freezing*-Phänomene – also das plötzliche „Einfrieren" beim Gehen.

### 3.2.3 Training im fortgeschrittenen Stadium – Erhalt von Selbstständigkeit

Wenn die Mobilität deutlich eingeschränkt ist, verändern sich die Trainingsziele: Es geht weniger um Verbesserung, sondern um Erhalt von Beweglichkeit, Vermeidung von Komplikationen und das Gefühl von Aktivität und Teilhabe. Sinnvolle Maßnahmen:

- Bewegungsübungen im Sitzen oder Liegen zur Erhaltung der Gelenkbeweglichkeit
- passive Bewegungen durch Therapeuten oder Pflegekräfte
- Mobilisation mit Hilfsmitteln (z. B. Gehbock, Rollator, Transferhilfen)
- Atemübungen zur Vermeidung von Infektionen

- gezielte Übungen zur Sturzprophylaxe – auch in Kombination mit Wohnraumanpassung
- kreative oder musikalische Aktivitäten mit bewegtem Element (z. B. Musiktherapie, Rhythmusarbeit)

Auch in dieser Phase kann Training Lebensfreude schenken – durch Berührung, durch Bewegung zur Musik oder durch das Erlebnis, aktiv zu sein, so weit es eben geht.
Gezieltes Training bei Parkinson heißt: den Menschen sehen, nicht nur die Diagnose. Ob Ausdauer, Gleichgewicht, Feinmotorik oder Atemtechnik – jede Maßnahme entfaltet dann ihre Wirkung, wenn sie auf die persönliche Situation abgestimmt ist. Es geht nicht um das Erreichen eines „Normalzustands", sondern um das Entfalten individueller Potenziale – im Rahmen des Möglichen, im Takt des eigenen Körpers, mit der Ermutigung durch kompetente Begleitung.

### 3.3    Praktische Tipps für den Einstieg

Bewegung beginnt nicht im Fitnessstudio, sondern im Kopf – und oft mit dem ersten bewussten Schritt. Wenn Sie lernen, sich selbst freundlich zu motivieren und Bewegung als Teil Ihres Alltags zu begreifen, öffnen Sie einen wichtigen Weg zu mehr Lebensqualität. Es ist nie zu spät – und nie zu früh –, damit zu beginnen.
Viele Menschen mit Parkinson wissen, wie wichtig Bewegung ist – und tun sich dennoch schwer, wirklich damit anzufangen. Die Gründe sind vielfältig: Unsicherheit, Erschöpfung, Angst vor Überforderung oder schlicht der Gedanke, man sei „nicht sportlich genug". Doch Bewegung muss weder kompliziert noch anstrengend sein. Schon kleine Veränderungen können eine große Wirkung haben – wenn sie regelmäßig, mit Freude und im eigenen Tempo geschehen. Hier finden Sie konkrete

Tipps für den Einstieg – alltagsnah, erprobt und leicht umzusetzen:

### 3.3.1 Klein anfangen – aber regelmäßig

Setzen Sie sich keine unrealistischen Ziele. Fünf bis zehn Minuten pro Tag reichen zu Beginn völlig aus – z. B. einfache Dehnübungen am Morgen, ein Spaziergang nach dem Mittagessen oder ein paar Schritte durch die Wohnung mit bewusstem Gangbild.
Lieber täglich wenig als einmal pro Woche viel. Konstanz ist der Schlüssel.

### 3.3.2 Bewegung im Alltag entdecken

Nicht jede Bewegung muss „Training" heißen. Nutzen Sie Wege in der Wohnung oder beim Einkaufen als Übungseinheiten: bewusstes Stehen, sich langsam hinsetzen, Gewichtsverlagerungen üben, die Arme beim Gehen mitschwingen.
**Tipp:** Hängen Sie kleine Bewegungsimpulse an bestehende Routinen – z. B. eine Dehnübung nach dem Zähneputzen.

### 3.3.3 Lieblingsaktivitäten einbauen

Wählen Sie Bewegungsformen, die Ihnen *Spaß* machen. Tanzen, Gartenarbeit, Radfahren, Schwimmen oder Yoga – erlaubt ist, was Ihnen guttut. Wenn die Freude im Vordergrund steht, wird Bewegung zur Kraftquelle.

### 3.3.4 Unterstützung suchen

Ob Trainingsgruppe, Physiotherapie, Online-Kurse oder ein Bewegungscoach: Sie müssen den Weg nicht allein gehen.

Anleitung und Gemeinschaft helfen, am Ball zu bleiben und Unsicherheiten zu überwinden.

Tipp: Fragen Sie Ihre Krankenkasse oder Ihren Arzt nach wohnortnahen Angeboten wie Reha-Sport oder Parkinson-Gruppen.

### 3.3.5 Rückschläge einkalkulieren – und trotzdem weiter machen

Es wird Tage geben, an denen wenig geht. Das ist normal – und kein Zeichen von Versagen. Entscheidend ist nicht, immer besser zu werden, sondern *dranzubleiben*. Jeder kleine Schritt zählt.

Tipp: Führen Sie ein Bewegungstagebuch. Notieren Sie nicht nur, *was* Sie gemacht haben, sondern auch, wie es Ihnen dabei ging.

## 3.4 Verbesserung der Motorik und Mobilität

Einer der Kernbereiche, in dem sich Parkinson bemerkbar macht, ist die Motorik – also die Steuerung und Ausführung von Bewegungen. Viele Betroffene erleben Verlangsamung, Steifheit, Gleichgewichtsstörungen oder plötzliches „Einfrieren" beim Gehen. Diese Einschränkungen können verunsichern und führen nicht selten dazu, dass sich Menschen zurückziehen oder ihre Aktivität stark einschränken. Dabei ist gerade jetzt Bewegung wichtiger denn je. Motorik und Mobilität lassen sich trotz Parkinson erhalten – und in vielen Fällen sogar verbessern. Der Weg dorthin ist individuell, braucht Geduld und manchmal auch Mut. Doch jeder Schritt zählt: Wer in Bewegung bleibt, bleibt im Leben – körperlich wie geistig. Und wer erlebt, dass Fortschritte möglich sind, gewinnt nicht nur Sicherheit, sondern auch neue Freiheit.

Die gute Nachricht: Auch wenn Parkinson die Bewegungssteuerung beeinträchtigt, lassen sich durch gezieltes Training und bewusste Strategien viele Funktionen erhalten oder sogar verbessern. Dabei geht es nicht darum, „wieder so zu werden wie früher", sondern darum, neue Wege zu finden, mit dem eigenen Körper in Bewegung zu bleiben – selbstständig, sicher und mit wachsender Zuversicht.

### 3.4.1 Motorik gezielt trainieren

Die Bewegungsfähigkeit lässt sich trainieren wie ein Muskel – durch Wiederholung, Aufmerksamkeit und Anpassung. Wichtig ist dabei eine Mischung aus Kraft, Koordination, Gleichgewicht und Ausdauer. Bewährte Methoden zur Verbesserung der Motorik:

- **Gleichgewichtsschulung**: Übungen auf instabilen Unterlagen, seitliches Gehen, Balancieren auf einer Linie
- **Beinachsenstabilität**: Kniebeugen, Ausfallschritte, Treppensteigen
- **Arm-Hand-Koordination**: Greifübungen, Ballfangen, gezieltes Aufheben kleiner Gegenstände
- **Bewegung in Rhythmus**: Gehen im Takt von Musik oder mit akustischem Signalgeber
- **Doppeltätigkeiten üben**: z. B. Gehen und dabei ein leichtes Rechenrätsel lösen

### 3.4.2 Mobilität im Alltag verbessern

Mobilität bedeutet: sicher und selbstständig von A nach B zu kommen – im Haus, draußen oder auf Reisen. Dafür sind nicht nur Muskeln, sondern auch Planung und Selbstvertrauen wichtig. Hilfreiche Strategien:

- **Freezing-Situationen erkennen und überlisten**: z. B. mit Bodenmarkierungen, rhythmischem Zählen oder bewusster Gewichtsverlagerung
- **Gangtraining mit Feedback**: visuelle Hinweise (z. B. Linien auf dem Boden), taktile Impulse oder Spiegel
- **Hilfsmittel sinnvoll einsetzen**: Gehstöcke, Rollatoren oder Anti-Freezing-Laserhilfen – nicht als Schwäche, sondern als Unterstützer
- **Raumstruktur anpassen**: Stolperfallen entfernen, Haltegriffe anbringen, gute Beleuchtung schaffen
- **Pausen planen**: Mobilität bedeutet nicht, ständig aktiv zu sein – sondern den Weg in kleinen Etappen gut zu bewältigen

### 3.4.3 Therapeutische Unterstützung nutzen

Physiotherapie ist ein wichtiger Baustein, um Bewegungsabläufe zu erhalten und zu verbessern. Besonders wirksam ist die Therapie, wenn sie regelmäßig stattfindet, individuell abgestimmt ist und aktiv einübt, was im Alltag gebraucht wird – vom Aufstehen bis zum Wendeschritt.
Tipp: Fragen Sie gezielt nach Parkinson-erfahrenen Therapeut:innen oder nehmen Sie an spezialisierten Bewegungsprogrammen teil (z. B. LSVT BIG, Parkinson-Komplextherapie).

### 3.5 Langfristige Gesundheitsförderung und Krankheitsbewältigung

Gesundheitsförderung und Krankheitsbewältigung bei Parkinson sind kein „Zusatzprogramm", sondern ein zentraler Teil des Umgangs mit der Erkrankung. Wer seinen Körper nicht nur als Problem, sondern als Verbündeten begreift, schafft eine tragfähige Basis für Stabilität und Lebensfreude – heute, morgen und übermorgen. Es geht nicht darum, perfekt zu funktionieren, sondern stimmig zu leben – im eigenen Rhythmus, mit der eigenen Kraft.

Parkinson ist eine chronische Erkrankung – sie begleitet die Betroffenen über viele Jahre, oft Jahrzehnte. In dieser Zeit verändert sich vieles: der Körper, die eigenen Möglichkeiten, der Alltag, die sozialen Rollen. Umso wichtiger ist es, nicht nur kurzfristige Erleichterung zu suchen, sondern Strategien zu entwickeln, die langfristig tragen. Gesundheitsförderung und Krankheitsbewältigung sind dabei keine Sondermaßnahmen – sie sind ein kontinuierlicher Prozess, in dem kleine Schritte oft mehr bewirken als große Vorsätze. Der Körper spielt dabei eine zentrale Rolle: als Ressource, als Kommunikationspartner, als Frühwarnsystem – aber auch als Ausdruck der eigenen Lebendigkeit. Wer lernt, achtsam und aktiv mit sich selbst umzugehen, kann der Erkrankung nicht nur etwas entgegensetzen, sondern auch Lebensfreude, Selbstvertrauen und Perspektive zurückgewinnen.

Gesundheitsförderung bei Parkinson bedeutet nicht, die Krankheit „wegzutrainieren", sondern den Körper so zu unterstützen, dass er möglichst lange leistungsfähig, beweglich und stabil bleibt. Dazu gehören:

- regelmäßige Bewegung – angepasst an das eigene Leistungsvermögen
- ausgewogene Ernährung – zur Stärkung des Immunsystems und zur besseren Verträglichkeit von Medikamenten
- ausreichender Schlaf und Erholung – zur Regeneration von Körper und Geist
- soziale Kontakte – um Isolation vorzubeugen und emotionale Unterstützung zu erfahren
- Mentale Anregung – durch Hobbys, Lesen, Gespräche oder Musik

All diese Elemente wirken nicht nur körperlich, sondern auch psychisch stabilisierend. Sie helfen, Selbstwirksamkeit zu erleben – also das Gefühl: „Ich kann etwas für mich tun."

### 3.5.1 Krankheitsbewältigung: den eigenen Weg finden

Die Art und Weise, wie Menschen mit einer chronischen Erkrankung umgehen, ist individuell. Es gibt kein „richtiges" oder „falsches" Coping, sondern viele verschiedene Strategien – von Information und Aktivität bis hin zu Rückzug oder kreativem Ausdruck.
Hilfreich kann es sein, sich folgende Fragen bewusst zu stellen:

- Was hilft mir, mich handlungsfähig zu fühlen?
- Wie kann ich meine Gefühle zulassen, ohne von ihnen überrollt zu werden?
- Was gibt mir Sinn – auch mit der Erkrankung?
- Was stärkt meine Beziehungen? Was schwächt sie?
- Welche Ressourcen (Menschen, Haltungen, Orte) tun mir gut?

Krankheitsbewältigung ist kein einmaliger Akt, sondern ein dynamischer Prozess. Sie verändert sich mit der Zeit – je nach Verlauf, Lebenssituation und innerer Haltung.

### 3.5.2 Resilienz entwickeln – mit Rückschlägen umgehen

Nicht jeder Tag wird gut sein. Es wird Rückschritte geben, mühsame Phasen, Unsicherheiten. Umso wichtiger ist es, innere Stabilität zu fördern – also eine seelische Widerstandskraft, die hilft, sich auch von schwierigen Momenten nicht dauerhaft entmutigen zu lassen. Was hilft, Resilienz aufzubauen:

- Routinen etablieren, die Halt geben
- Erfolge bewusst wahrnehmen, auch kleine

- positive Erfahrungen sammeln, z. B. Natur, Musik, Begegnungen
- Sich erlauben, Hilfe anzunehmen – von Fachpersonen, Familie, Freunden
- Zukunft denken, ohne sich von ihr ängstigen zu lassen

## 3.6 Geh- und Ausdauertraining

Gehen ist eine der grundlegendsten Bewegungsformen des Menschen – und zugleich eine der wichtigsten Fähigkeiten, um Selbstständigkeit, Unabhängigkeit und Lebensqualität zu erhalten. Für viele Menschen mit Parkinson ist das Gehen jedoch mit zunehmenden Herausforderungen verbunden. Der Gang wird unsicherer, die Schritte werden kürzer, der Körper verliert an Stabilität. Manche Betroffene erleben plötzliches Einfrieren der Bewegung, sogenannte *Freezing*-Episoden, bei denen das Gefühl entsteht, dass die Füße am Boden „kleben bleiben". Gerade an engen Stellen, beim Wenden oder vor Türschwellen kann dies zu einer echten Hürde werden – sowohl körperlich als auch mental.

Doch auch wenn das Gehen schwieriger wird, bleibt es trainierbar. Im Gegenteil: Regelmäßiges Gehtraining ist eine der wirksamsten Maßnahmen, um Mobilität zu erhalten, Stürze zu vermeiden und das Vertrauen in den eigenen Körper zu stärken. Dabei geht es nicht um sportliche Höchstleistungen, sondern um bewusstes, rhythmisches und achtsames Bewegen – angepasst an das eigene Tempo und die individuellen Möglichkeiten.

Ein gezieltes Gehtraining kann viele Aspekte verbessern: die Schrittlänge, das Abrollen des Fußes, die Aufrichtung des Oberkörpers und die Koordination zwischen Armen und Beinen. Oft hilft es, sich beim Gehen an einem äußeren Takt zu orientieren – etwa durch Musik, ein Metronom oder bewusstes

Zählen. Auch optische Reize wie Linien auf dem Boden oder mentale Bilder („Schritt über ein Hindernis") können helfen, eingefrorene Bewegungen wieder in Gang zu bringen. Wichtig ist, dass das Training regelmäßig stattfindet, möglichst unter Anleitung erfahrener Therapeutinnen oder Therapeuten, und mit konkreten Alltagssituationen verknüpft ist. Denn je gezielter das Gehen geübt wird, desto größer ist der Übertrag in das tägliche Leben.

Neben dem spezifischen Gehtraining spielt auch das allgemeine Ausdauertraining eine wichtige Rolle. Es stärkt nicht nur Herz und Kreislauf, sondern wirkt sich positiv auf Stimmung, Schlafqualität und geistige Leistungsfähigkeit aus. Geeignete Ausdauerformen sind zum Beispiel zügiges Gehen, Nordic Walking, Radfahren – ob im Freien oder auf dem Heimtrainer – sowie Schwimmen oder Aquafitness. Entscheidend ist dabei nicht die Intensität, sondern die Regelmäßigkeit: Schon zwei bis drei Einheiten pro Woche können einen spürbaren Unterschied machen. Als Faustregel gilt: Die Belastung darf fordernd, aber nicht überfordernd sein – idealerweise so, dass man sich dabei noch gut unterhalten kann.

Auch für Menschen mit eingeschränkter Mobilität lässt sich Ausdauer gezielt trainieren. Bewegung im Sitzen, Fußpendel, Armarbeit mit Therabändern oder Kreislaufaktivierung durch rhythmische Atemübungen – all das kann in den Tagesablauf integriert werden und sorgt dafür, dass der Körper in Bewegung bleibt.

Besonders wertvoll ist es, das Training mit positiven Erfahrungen zu verknüpfen. Bewegung in der Natur, Musik, Begegnungen oder einfach das Gefühl, „etwas geschafft zu haben", motivieren dazu, dranzubleiben. Denn gerade bei chronischen Erkrankungen wie Parkinson ist das nachhaltige Einüben von Bewegung oft entscheidender als die kurzfristige Leistungssteigerung.

Geh- und Ausdauertraining sind keine isolierten Maßnahmen, sondern integrale Bestandteile eines aktiven Umgangs mit der Erkrankung. Sie fördern nicht nur die körperliche Leistungsfähigkeit, sondern auch das seelische Gleichgewicht – und geben vielen Betroffenen das Gefühl zurück, selbst etwas gestalten zu können. Jeder Schritt zählt, und sei er noch so klein. Denn wer sich bewegt, bleibt im Leben – im wahrsten Sinne des Wortes.

### 3.7 Krafttraining

Wenn von Bewegung bei Parkinson die Rede ist, denken viele zunächst an Gehen, Gleichgewicht oder Ausdauer. Weniger im Blick steht oft das gezielte Krafttraining – dabei ist es ein zentraler Baustein, um Mobilität, Sicherheit und Selbstständigkeit langfristig zu erhalten. Denn mit dem Abbau der Muskelkraft gehen nicht nur körperliche Fähigkeiten verloren, sondern auch das Vertrauen in den eigenen Körper.

Parkinson führt nicht direkt zum Abbau der Muskulatur. Aber die Kombination aus Bewegungsverlangsamung, eingeschränkter Aktivität und Veränderungen im Muskeltonus kann dazu führen, dass Kraft schleichend verloren geht – besonders in den Beinen, im Rumpf und in der Haltemuskulatur. Das hat spürbare Folgen: Unsicherheit beim Aufstehen, Mühe beim Treppensteigen, Schwierigkeiten beim Tragen oder Halten von Gegenständen. Wer diese Funktionen aktiv trainiert, schützt sich nicht nur vor Stürzen, sondern erhält ein entscheidendes Maß an Selbstständigkeit im Alltag.

Krafttraining bedeutet dabei nicht, schwere Gewichte zu stemmen oder sich im Fitnessstudio zu verausgaben. Vielmehr geht es um gezielte, alltagstaugliche Übungen, die die funktionelle Kraft fördern – also genau die Muskelgruppen stärken, die beim Aufstehen, Gehen, Heben, Drehen oder Halten gebraucht werden. Schon mit einfachen Mitteln lässt sich viel erreichen: das eigene Körpergewicht, ein Stuhl, eine Matte, Widerstandsbänder oder kleine Hanteln reichen oft aus, um effektive Übungen zu gestalten.

Besonders wirksam sind sogenannte funktionelle Übungen, die mehrere Muskelgruppen gleichzeitig ansprechen und natürliche Bewegungsmuster fördern. Dazu zählen beispielsweise langsames, kontrolliertes Aufstehen aus dem Sitz, Wandstützübungen, Mini-Kniebeugen oder Armkreisen mit leichten Gewichten. Wichtig ist, dass jede Übung mit Aufmerksamkeit und guter Körperkontrolle durchgeführt wird – nicht schnell, sondern bewusst.

Für Einsteiger bietet es sich an, mit zwei bis drei Trainingseinheiten pro Woche zu beginnen, jeweils etwa 15 bis 30 Minuten lang. Idealerweise erfolgt das Training unter physiotherapeutischer Anleitung, besonders zu Beginn. So können Übungen korrekt erlernt, Überlastungen vermieden und individuelle Schwerpunkte gesetzt werden – zum Beispiel bei einseitiger Schwäche, Haltungseinbrüchen oder Gleichgewichtsproblemen.

Ein weiterer Vorteil des Krafttrainings liegt in seiner Wirkung über das Körperliche hinaus. Wer spürt, dass er Kraft gewinnt, geht oft auch mit mehr innerer Stärke durch den Alltag. Selbst kleine Fortschritte – etwa wieder ohne Abstützen vom Stuhl aufstehen zu können – sind wichtige Erfolgserlebnisse, die Zuversicht und Selbstvertrauen stärken.

Auch im fortgeschrittenen Stadium lohnt sich Krafttraining. Dann stehen oft passive Bewegungen, stabilisierende Übungen im Sitzen oder Lagerungen im Vordergrund – aber auch diese können Muskelabbau verlangsamen, Schmerzen lindern und die Lebensqualität erhalten.

Das Wichtigste beim Krafttraining ist wie immer: dranbleiben. Der Effekt stellt sich nicht über Nacht ein, aber er kommt –

spürbar, messbar und motivierend. Der Körper reagiert auf Reize, auch mit Parkinson. Und jeder gestärkte Muskel ist ein Stück gewonnene Unabhängigkeit.

## 3.8 Der Nutzen von Physiotherapie

Physiotherapie ist eine der wichtigsten nichtmedikamentösen Maßnahmen im Umgang mit Parkinson. Sie hilft, Bewegungsfähigkeit zu erhalten, Schmerzen zu lindern, die Körperwahrnehmung zu verbessern – und vor allem: Vertrauen in die eigene Mobilität zurückzugewinnen. Dabei geht es nicht um ein starres Übungsprogramm, sondern um individuelle Begleitung, angepasst an die jeweiligen Symptome, Fähigkeiten und Ziele.

Im Mittelpunkt physiotherapeutischer Arbeit stehen Beweglichkeit, Koordination, Kraft, Gleichgewicht und Ausdauer. Bei Parkinson sind all diese Bereiche auf unterschiedliche Weise betroffen: Die Bewegungen verlangsamen sich, die Muskulatur wird steifer, das Gleichgewicht instabil. Viele Betroffene berichten zudem von einem veränderten Körpergefühl – etwa davon, dass ihre Schritte „normal" wirken, obwohl sie deutlich verkürzt sind, oder dass sie eine gebückte Haltung nicht wahrnehmen. Hier setzt die Physiotherapie gezielt an: durch Anleitung, Korrektur, Wiederholung und das gemeinsame Erarbeiten neuer Bewegungsstrategien.

Zu Beginn der Therapie erfolgt eine umfassende Befunderhebung: Wie steht es um Gangbild, Gleichgewicht, Kraft, Haltung und Atemmuster? Welche Schwierigkeiten treten im Alltag konkret auf? Auf dieser Grundlage entwickelt der Therapeut oder die Therapeutin ein individuelles Trainingskonzept – mit Übungen, die funktional und alltagstauglich sind.

Das Spektrum ist breit. Es reicht von Mobilisationsübungen über Gang- und Gleichgewichtstraining bis hin zu Atem-,

Stimm- und Haltungsschulung. Auch das gezielte Üben von Übergängen – etwa vom Sitzen zum Stehen oder vom Gehen zum Wenden – ist zentral. Ein besonderes Augenmerk gilt der Sturzprophylaxe: Wer gezielt Stabilität, Reaktion und Blickführung trainiert, kann sein Sturzrisiko deutlich senken.

Darüber hinaus ist Physiotherapie auch ein Raum für Rückmeldung und Reflexion: Wie verändert sich das Körpergefühl? Was gelingt besser? Wo gibt es Unsicherheiten oder Ängste? Gerade bei chronischen Erkrankungen wie Parkinson, die schleichend verlaufen und sich immer wieder verändern, kann die regelmäßige physiotherapeutische Begleitung helfen, Veränderungen frühzeitig wahrzunehmen und gegenzusteuern.

Ein besonderer Vorteil der Physiotherapie liegt in ihrer Flexibilität. Sie kann je nach Krankheitsphase angepasst werden – vom aktivierenden Training im Frühstadium bis zur Mobilisierung und Kontrakturprophylaxe im fortgeschrittenen Verlauf. Auch Menschen mit stärkerer Einschränkung profitieren, etwa durch passive Bewegungen, Atemtherapie oder gezielte Lagerung.

Wichtig ist, dass die Behandlung durch Physiotherapeutinnen und -therapeuten erfolgt, die Erfahrung mit Parkinson haben. Denn die Erkrankung bringt Besonderheiten mit sich, die eine angepasste Herangehensweise erfordern – etwa beim Umgang mit *Freezing*-Episoden, beim rhythmischen Training oder bei der Einschätzung der körperlichen Belastbarkeit.

Idealerweise ist Physiotherapie nicht nur ein temporisches Angebot, sondern ein dauerhafter Begleiter – in Form von Einzelbehandlung, Gruppentraining oder integrierten Programmen wie der Parkinson-Komplexbehandlung. Auch digitale Formate wie Videotherapie oder Bewegungs-Apps können die Wirkung sinnvoll ergänzen.

Physiotherapie ist kein „Heilmittel" – aber sie ist eine wirksame Form der Unterstützung. Sie hilft, Handlungsspielräume zu bewahren, Sicherheit zu gewinnen und aktiv zu bleiben. Und sie erinnert daran, dass Bewegung nicht nur möglich, sondern gestaltbar ist – mit fachlicher Hilfe, mit Geduld und mit dem Mut, sich selbst immer wieder neu zu entdecken.

### 3.9 Gleichgewichtstraining und Sturzprävention

Ein sicheres Gleichgewicht ist eine Grundvoraussetzung für selbstständige Bewegung. Bei Parkinson kann diese Stabilität durch verschiedene Faktoren gestört sein: durch Muskelsteifheit, eine verlangsamte Reaktionsfähigkeit, veränderte Haltungsmuster oder sogenannte Freezing-Episoden – plötzliche Blockaden, bei denen das Gehen stockt oder ganz zum Stillstand kommt. Diese Einschränkungen erhöhen das Risiko zu stürzen, was für viele Betroffene eine der größten Sorgen darstellt.

Stürze sind jedoch kein unausweichliches Schicksal. Vielmehr lassen sich mit gezieltem Gleichgewichtstraining die Reaktionsfähigkeit verbessern, die Aufrichtung stabilisieren und gefährliche Bewegungsmuster rechtzeitig erkennen. Sturzprävention ist dabei weit mehr als das bloße Vermeiden von Unfällen – sie ist ein aktiver Weg zu mehr Selbstvertrauen, Autonomie und Lebensqualität.

Zu Beginn eines solchen Trainings steht meist die Beobachtung: Wie steht die Person? Wie bewegt sie sich im Raum? Welche Situationen führen zu Unsicherheit – schnelles Wenden, unebenes Gelände, Aufstehen aus dem Sessel? Auch äußere Einflüsse wie schlechte Beleuchtung, Stolperfallen oder rutschige Böden werden in die Analyse einbezogen.

Das anschließende Training zielt darauf ab, zentrale Fähigkeiten zu stärken: die Körperspannung, die Gewichtsverlagerung, die Fähigkeit zur Richtungsänderung und die Reaktion auf kleine Störungen. Typische Übungen sind zum Beispiel das

Gehen auf einer Linie, das Balancieren auf weichen Unterlagen, kontrollierte Richtungswechsel oder bewusstes Umsteigen vom Sitzen ins Stehen. Auch Alltagsbewegungen – wie das Greifen nach einem Gegenstand oder das Tragen einer Tasche – lassen sich gezielt einbauen und trainieren.

Ein zentraler Bestandteil des Gleichgewichtstrainings ist die Schulung der Körperwahrnehmung. Viele Menschen mit Parkinson nehmen ihre Haltung und Bewegung verändert oder verzögert wahr. Übungen mit Spiegeln, verbalen Rückmeldungen oder taktilen Reizen helfen, die Selbstwahrnehmung zu schärfen – ein wichtiger Schritt, um das Gleichgewicht wieder aktiver steuern zu können.

Mindestens ebenso wichtig wie das körperliche Training ist der mentale Umgang mit dem Thema Sturzangst. Wer einmal gefallen ist, bewegt sich oft vorsichtiger – manchmal so sehr, dass Bewegungen ganz vermieden werden. Das führt nicht selten zu einem Teufelskreis aus Unsicherheit, Bewegungsmangel und wachsender Instabilität. Deshalb zielt moderne Sturzprävention auch darauf ab, die Angst abzubauen und das Vertrauen in den eigenen Körper zu stärken. Positive Bewegungserfahrungen, klare Strategien und eine gute Betreuung helfen dabei, diesen Kreislauf zu durchbrechen.

Hilfreich ist es auch, die häusliche Umgebung kritisch zu betrachten: Sind Teppiche rutschfest? Gibt es Haltegriffe im Bad? Sind Übergänge zwischen Räumen eben und gut beleuchtet? Oft lassen sich mit kleinen Anpassungen große Wirkungen erzielen.

Gleichgewichtstraining und Sturzprävention sollten regelmäßig und langfristig erfolgen – idealerweise in Begleitung von Physiotherapeuten oder in speziellen Gruppenprogrammen. Auch zu Hause können gezielte Übungen eingebaut werden: barfuß auf weichem Untergrund stehen, einbeiniges Gleichgewicht halten, kleine Richtungswechsel mit bewusstem Atmen.

Wichtig ist, dass das Training nicht überfordert, sondern motiviert – und dass es Schritt für Schritt an die persönliche Leistungsfähigkeit angepasst wird.

Wer sein Gleichgewicht schult, gewinnt mehr als körperliche Stabilität. Er gewinnt Sicherheit im Alltag, Bewegungsfreiheit – und oft auch ein Stück Unabhängigkeit zurück. Es lohnt sich, diesen Weg zu gehen – bewusst, regelmäßig und mit der Gewissheit, dass jeder kleine Fortschritt zählt.

### 3.10 Feinmotoriktraining und Ergotherapie

Im Alltag sind es oft die kleinen Dinge, die den größten Unterschied machen: eine Jacke zuknöpfen, ein Glas sicher halten, die Zahnpastatube öffnen, mit Messer und Gabel essen, die eigene Handschrift erkennen. Genau diese feinen Bewegungsabläufe – die sogenannte Feinmotorik – werden bei Parkinson häufig als erstes beeinträchtigt. Die Finger wirken steif, die Hände zittern, die Bewegungen verlangsamen sich. Manches geht nicht mehr so „wie von selbst" – und wird deshalb oft vermieden.

Feinmotorik ist jedoch kein starrer Zustand, sondern trainierbar. Und genau hier setzt die Ergotherapie an: Sie hilft Menschen mit Parkinson dabei, alltägliche Fähigkeiten zu erhalten oder neu zu erlernen – angepasst an die eigenen Möglichkeiten, mit Geduld, Struktur und praktischer Unterstützung.

Ergotherapie ist weit mehr als „Bastelarbeit" oder Beschäftigungstherapie. Sie ist ein hoch individualisierter Therapieansatz, der auf die funktionelle Selbstständigkeit im Alltag zielt. In einem ersten Schritt analysieren Ergotherapeutinnen und -therapeuten gemeinsam mit den Betroffenen, welche Tätigkeiten Probleme bereiten und welche Bewegungsabläufe erhalten geblieben sind. Auf dieser Grundlage wird ein Trainingsplan erstellt – mit Übungen, die die Feinmotorik fördern, die

Bewegungsplanung verbessern und die Koordination zwischen Hand und Auge stärken.

Beispiele für solche Übungen sind das Sortieren kleiner Gegenstände, das gezielte Greifen und Platzieren von Objekten, Schraub- und Steckübungen, Arbeiten mit Ton oder Knete oder auch das Schreiben mit verschiedenen Stiften. Entscheidend ist, dass die Bewegungen kontrolliert, bewusst und in einem gut strukturierten Umfeld geübt werden. Das Ziel ist nie Perfektion, sondern Funktionalität: Was im Alltag wieder gelingt – sei es das Zuknöpfen eines Hemds oder das sichere Halten eines Trinkglases –, gibt Selbstvertrauen zurück.

Neben dem Training von Bewegungen gehört auch die Anpassung von Alltagsgegenständen zum ergotherapeutischen Konzept. Spezielle Bestecke, Schreibhilfen, rutschfeste Unterlagen, ergonomisch geformte Griffe oder Anziehhilfen können entscheidend dazu beitragen, Aufgaben wieder selbstständig zu bewältigen. Viele dieser Hilfsmittel sind einfach, kostengünstig und sofort anwendbar – und sie verhindern nicht selten, dass zusätzliche Hilfe im Alltag notwendig wird.

Ein weiterer Aspekt der Ergotherapie ist die Schulung von Energiemanagement und Tagesstruktur. Denn viele Parkinson-Betroffene kämpfen nicht nur mit motorischen Einschränkungen, sondern auch mit Erschöpfung und Antriebslosigkeit. Hier helfen Strategien, um Tätigkeiten besser zu planen, Prioritäten zu setzen und ausreichend Pausen einzuplanen – ohne den Tag aus der Hand zu geben.

Besonders hilfreich ist die Ergotherapie, wenn sie frühzeitig beginnt – noch bevor Einschränkungen zu gravierenden Problemen werden. Aber auch im fortgeschrittenen Stadium kann sie viel bewirken: durch den Erhalt vorhandener Fähigkeiten, die Aktivierung neuer Bewegungsressourcen oder die Einbindung von Angehörigen in die Alltagsgestaltung.

Ergotherapie ist dabei keine isolierte Maßnahme, sondern ein Teil der interdisziplinären Versorgung. Im besten Fall arbeitet sie eng mit Physiotherapie, Logopädie und ärztlicher Betreuung zusammen. So entsteht ein Netzwerk, das nicht nur Körperfunktionen unterstützt, sondern auch den Alltag als Ganzes im Blick behält.

Feinmotorik ist nicht „verloren", nur weil sie sich verändert. Mit gezieltem Training, praktischer Hilfe und einem freundlichen Blick auf die eigenen Möglichkeiten lässt sich vieles erhalten – und manches wieder neu entdecken. Die kleinen Handgriffe des Alltags sind oft mehr als nur Bewegungen: Sie sind Ausdruck von Autonomie, Teilhabe und Würde.

## Kapitel 4:    Ernährung und Lebensstil

Die Parkinson-Krankheit ist nicht nur eine neurologische Diagnose, sondern eine Lebensveränderung. Sie betrifft nicht nur einzelne Bewegungsabläufe oder Symptome, sondern das gesamte Selbstverständnis von Gesundheit, Alltag und persönlichem Wohlbefinden. In diesem Zusammenhang spielt der Lebensstil eine entscheidende Rolle. Wie wir essen, wie wir schlafen, wie wir mit Stress umgehen, welche Gewohnheiten uns prägen – all das wirkt auf den Körper und den Verlauf der Erkrankung ein.

Ein bewusster, stabiler Lebensstil kann die Therapie sinnvoll ergänzen. Er kann helfen, die Wirkung von Medikamenten zu unterstützen, das Energielevel zu stabilisieren, die Verdauung zu regulieren und die Stimmung zu heben. Und vor allem: Er kann das Gefühl stärken, selbst etwas beitragen zu können. Denn auch wenn Parkinson medizinisch nicht heilbar ist, bedeutet das nicht, dass man passiv bleiben muss. Im Gegenteil: Wer Verantwortung für das eigene Wohlbefinden übernimmt, gewinnt Einfluss – auf den Alltag, auf das Erleben der Krankheit und auf die Gestaltung der eigenen Lebenszeit.

Die Ernährung ist dabei ein zentrales Thema. Sie beeinflusst nicht nur das körperliche Gleichgewicht, sondern auch den Schlaf, die Denkleistung, die Darmgesundheit und die Verträglichkeit von Medikamenten. Für Menschen mit Parkinson gibt es keine strenge „Spezialdiät", aber viele gut belegte Empfehlungen, die helfen können, sich ausgewogen, genussvoll und krankheitsgerecht zu ernähren. Dabei geht es nicht um Verbote oder komplizierte Pläne, sondern um Orientierung, Vereinfachung und alltagstaugliche Tipps.

Auch weitere Lebensstilfaktoren wie Bewegung, Entspannung, Schlafqualität, Umgang mit Reizen und Tagesstruktur spielen eine wichtige Rolle. Sie alle können zu einem stabileren Krankheitsverlauf beitragen – oder im Gegenteil, bei Vernachlässigung die Symptome verschlechtern. Es lohnt sich daher, diese Bereiche bewusst in den Blick zu nehmen: nicht aus Pflicht, sondern aus Fürsorge für sich selbst.

Dieses Kapitel lädt dazu ein, sich Schritt für Schritt mit diesen Fragen auseinanderzusetzen: Was tut mir gut? Was hilft mir, meinen Tag besser zu gestalten? Welche kleinen Veränderungen haben große Wirkung – vielleicht nicht sofort, aber spürbar über die Zeit hinweg?

Die folgenden Abschnitte geben Orientierung in den Bereichen Ernährung, Mikronährstoffe, Darmgesundheit, Trinkverhalten und Alltagstaktung. Sie zeigen, wie ein gesunder Lebensstil auch bei Parkinson nicht zur Last, sondern zur Kraftquelle werden kann – ohne Perfektionsdruck, dafür mit Klarheit, Genuss und der Erlaubnis, es einfach zu probieren.

## 4.1 Schlüsselfaktoren einer gesunden Ernährung

Eine gesunde Ernährung bei Parkinson ist kein starres Konzept, sondern eine Einladung, den eigenen Körper durch gute Lebensmittel zu unterstützen. Wer regelmäßig frisch, vielfältig und ausgewogen isst, schafft eine stabile Grundlage für Energie, Konzentration, Verdauung und Medikamentenwirkung. Es geht nicht um Perfektion – sondern um das Vertrauen, dass viele kleine Entscheidungen im Alltag einen großen Unterschied machen können

Eine ausgewogene Ernährung ist kein Allheilmittel – aber sie ist ein zentraler Baustein für ein stabiles Leben mit Parkinson. Sie beeinflusst nicht nur das allgemeine Wohlbefinden, sondern auch die Wirkung von Medikamenten, die Verdauung, den Energiehaushalt und sogar die Stimmung. Wer sich gut ernährt, fühlt sich oft nicht nur körperlich kräftiger, sondern auch geistig klarer – ein Gefühl, das im Alltag mit einer chronischen Erkrankung von unschätzbarem Wert ist.

Dabei geht es nicht um komplizierte Diäten oder strenge Verbote. Vielmehr kommt es auf die bewusste Auswahl und Kombination von Lebensmitteln an – auf eine Ernährung, die abwechslungsreich, nährstoffreich und gut verträglich ist. Vor allem sollte sie sich leicht in den Alltag integrieren lassen, Freude am Essen erhalten und die individuellen Bedürfnisse berücksichtigen.

Die Forschung zeigt, dass Menschen mit Parkinson besonders davon profitieren, wenn bestimmte Prinzipien beachtet werden – nicht als starres System, sondern als Orientierung für eine Ernährung, die stärkt, schützt und unterstützt.

### 4.1.1 Frisch, bunt und pflanzenbasiert

Obst, Gemüse, Vollkornprodukte, Hülsenfrüchte, Nüsse und hochwertige Öle liefern eine Vielzahl an Vitaminen, Mineralstoffen, Antioxidantien und Ballaststoffen. Diese schützen die Zellen vor oxidativem Stress, unterstützen die Darmgesundheit und fördern ein stabiles Energielevel. Ziel ist nicht ein völliger Verzicht auf tierische Produkte, sondern ein ausgewogenes Verhältnis – mit viel Pflanzlichem und maßvollem Einsatz von Fleisch, Wurst und stark verarbeiteten Lebensmitteln.

### 4.1.2 Eiweiß bewusst einplanen

Eiweiß ist wichtig für den Muskelaufbau und die Zellreparatur – beides essenziell für Menschen mit Parkinson. Gleichzeitig kann zu viel Eiweiß, insbesondere in direkter Kombination mit L-Dopa-Medikamenten, deren Wirkung abschwächen. Deshalb empfiehlt es sich, eiweißreiche Mahlzeiten nicht direkt vor oder nach der Medikamenteneinnahme zu planen. Ein typischer Tagesrhythmus könnte zum Beispiel ein eher leichtes Frühstück und Mittagessen mit stärkeren Eiweißanteilen am Abend sein.

### 4.1.3 Regelmäßige Mahlzeiten, stabiler Blutzucker

Ein gleichmäßiger Blutzuckerspiegel hilft, Schwankungen im Energielevel zu vermeiden. Dazu gehören regelmäßige Mahlzeiten – möglichst ohne lange Pausen – und eine kluge Kombination aus komplexen Kohlenhydraten (z. B. Vollkorn), pflanzlichem Eiweiß und gesunden Fetten. Süßes ist nicht grundsätzlich verboten, sollte aber maßvoll und am besten als Teil einer vollwertigen Mahlzeit genossen werden.

### 4.1.4 Ausreichend Flüssigkeit

Wasser ist Lebensgrundlage – und doch fällt das Trinken vielen Menschen mit Parkinson schwer, sei es aus Vergesslichkeit, aus fehlendem Durstgefühl oder wegen Schluckbeschwerden. Dabei ist ausreichendes Trinken entscheidend für die Verdauung, die Konzentration und die Medikamentenverteilung im Körper. Als Richtwert gelten 1,5 bis 2 Liter Wasser oder ungesüßte Getränke pro Tag – angepasst an die individuelle Situation.

### 4.1.5 Weniger Verarbeitetes, mehr Natürliches

Stark verarbeitete Lebensmittel enthalten oft viele Zusatzstoffe, Zucker, ungesunde Fette und wenig Nährstoffe. Sie können Entzündungsprozesse im Körper fördern und die Darmflora negativ beeinflussen. Besser sind natürliche, möglichst wenig verarbeitete Lebensmittel – frisch gekocht, selbst zubereitet, aus möglichst guten Quellen. Auch kleine Veränderungen – z. B. Vollkornbrot statt Weißbrot, frisches Gemüse statt Konserve – können viel bewirken.

### 4.1.6 Freude am Essen erhalten

Gesunde Ernährung bedeutet nicht Verzicht, sondern bewussten Genuss. Gemeinsames Essen, Rituale, gute Aromen und eine entspannte Atmosphäre tragen zur Lebensqualität bei. Auch kleine Vorbereitungshelfer, ergonomische Bestecke oder vorbereitete Snacks können helfen, das Essen trotz motorischer Einschränkungen angenehm zu gestalten.

## 4.2 Ernährungsweisen für spezielle Bedürfnisse

Die Ernährung bei Parkinson ist so individuell wie die Erkrankung selbst. Es geht nicht um „die eine richtige Art zu essen", sondern darum, achtsam mit sich selbst zu sein – zu spüren, was guttut, was fehlt und was entlastet. Eine flexible, bedürfnisorientierte Ernährung hilft, Symptome besser zu bewältigen, Komplikationen vorzubeugen und das tägliche Leben leichter zu machen. Und sie erinnert daran, dass auch mit einer chronischen Erkrankung Genuss, Selbstbestimmung und Freude am Essen möglich sind.

Eine „Parkinson-Diät" im klassischen Sinn gibt es nicht – und doch verändert die Erkrankung vieles im Umgang mit dem Essen. Manche Menschen verlieren den Appetit, andere kämpfen mit Verstopfung, Gewichtsverlust oder plötzlicher Gewichtszunahme. Auch die Einnahme von Medikamenten, das Fortschreiten der Erkrankung oder Schluckstörungen erfordern oft eine besondere Achtsamkeit bei der Ernährung. In solchen Fällen kann es hilfreich sein, das eigene Essverhalten gezielt anzupassen – nicht nach starren Regeln, sondern orientiert an den individuellen Bedürfnissen und Beschwerden.

### 4.2.1 Wenn der Appetit fehlt – mit wenig viel erreichen

In manchen Phasen der Erkrankung lässt der Appetit nach. Das kann mit der Medikation zusammenhängen, mit depressiven Verstimmungen oder mit der veränderten Körperwahrnehmung. Um dennoch genügend Nährstoffe aufzunehmen, ist es sinnvoll, die Mahlzeiten kleiner, aber energiereicher zu gestalten – zum Beispiel durch Zwischenmahlzeiten mit Nüssen, Avocado, Vollfett-Milchprodukten, Ei oder hochwertigen pflanzlichen Fetten. Auch Smoothies oder pürierte Suppen können helfen, Nährstoffe in leicht verdaulicher Form aufzunehmen.

Wichtig ist, dass Essen nicht zur Belastung wird. Wer sich überfordert fühlt, darf auch auf vorbereitete Komponenten zurückgreifen – etwa tiefgekühltes Gemüse, hochwertige Fertiggerichte oder Hilfe beim Einkaufen und Kochen. Hauptsache, das Essen bleibt regelmäßig, angenehm und ausreichend.

### 4.2.2 Wenn das Gewicht steigt – behutsam gegensteuern

Anders als häufig vermutet, nehmen nicht alle Menschen mit Parkinson ab. Manche nehmen unter der Therapie zu – sei es durch Bewegungsmangel, Heißhunger unter Dopaminmedikation oder aus emotionalen Gründen. In solchen Fällen kann eine Reduktion stark zucker- und fetthaltiger Produkte, eine bewusste Portionskontrolle und mehr Bewegung im Alltag helfen, das Gewicht zu stabilisieren.

Auch das genaue Beobachten von Essensrhythmen (z. B. Abendessen nicht zu spät, keine ständigen Zwischenmahlzeiten) kann helfen, unbewusste Gewohnheiten zu erkennen und sanft zu verändern. Wichtig bleibt auch hier: Keine rigiden Diäten – sondern eine sanfte, alltagstaugliche Umstellung.

### 4.2.3 Wenn die Verdauung stockt – den Darm gezielt unterstützen

Verstopfung ist ein häufiges, oft unterschätztes Symptom bei Parkinson. Sie entsteht durch verlangsamte Darmbewegungen, zu wenig Flüssigkeit, Bewegungsmangel oder Medikamente. Hier kann eine ballaststoffreiche Ernährung – mit Vollkorn, Leinsamen, Trockenfrüchten, Gemüse und Hülsenfrüchten – viel bewirken. Wichtig ist jedoch: Ballaststoffe brauchen

Flüssigkeit, um ihre Wirkung zu entfalten. Deshalb sollte stets ausreichend getrunken werden.

Auch regelmäßige Essenszeiten, eine bewusste Kauweise und Bewegung nach den Mahlzeiten unterstützen die Darmfunktion. In hartnäckigen Fällen kann eine Absprache mit der Ärztin oder dem Arzt helfen, um gegebenenfalls ergänzende Mittel einzusetzen.

### 4.2.4 Wenn Schlucken schwerfällt – angepasst essen

Im fortgeschrittenen Verlauf kann es bei manchen Betroffenen zu Schluckstörungen kommen. Dann wird das Essen zur Herausforderung: Es droht das Verschlucken, Mahlzeiten dauern länger oder werden ganz gemieden. In solchen Fällen kann eine logopädische Mitbetreuung sinnvoll sein – kombiniert mit einer angepassten Ernährung.

Weiche, breiige Speisen mit einheitlicher Konsistenz sind oft besser verträglich als trockene, krümelige oder flüssig-feste Mischungen. Auch das Anreichern von Speisen mit Energie und Eiweiß, ohne das Volumen zu erhöhen, ist hilfreich – z. B. durch Sahne, Butter, Öle oder feine Nussmuse. Trinknahrung kann zusätzlich unterstützen, sollte aber nicht die einzige Mahlzeit sein.

### 4.2.5 Wenn Medikamente den Rhythmus bestimmen – klug planen

Viele Parkinson-Medikamente – insbesondere L-Dopa – wirken am besten, wenn sie nicht in direkter Konkurrenz zu eiweißreichen Mahlzeiten eingenommen werden. Deshalb ist es sinnvoll, bei starker Medikation den Tagesablauf so zu gestalten, dass eiweißreiche Speisen eher am Abend gegessen werden. Ein Frühstück oder Mittagessen mit Brot, Gemüse,

Haferflocken, Obst oder Suppen ist in diesem Fall besser geeignet als Fleisch, Käse oder Eier.

Wer auf seine Medikamente empfindlich reagiert, kann auch mithilfe einer Ernährungstabelle oder in Absprache mit Fachpersonen gezielter planen, ohne in starren Essensregeln zu landen.

## 4.3 Praktische Tipps für die Umsetzung

Eine gesunde Ernährung ist kein starres Programm, sondern ein Prozess. Sie lebt von der Bereitschaft, kleine Schritte zu gehen, Neues auszuprobieren und sich selbst freundlich dabei zu begleiten. Wer auf seinen Körper hört, Vorräte klug plant, Routinen schafft und sich Entlastung erlaubt, macht Ernährung nicht zur Belastung – sondern zu einem stärkenden, stabilisierenden Teil des Lebens mit Parkinson.

Gute Ernährung ist kein theoretisches Ideal – sie findet im Alltag statt. Zwischen Einkauf und Kochtopf, Medikamentenplan und Müdigkeit, Lust auf Süßes und mangelndem Appetit. Gerade bei Parkinson kann es herausfordernd sein, den Überblick zu behalten: Was tut mir gut? Was ist praktisch umsetzbar? Und wie schaffe ich es, trotz aller Einschränkungen regelmäßig und ausgewogen zu essen?

Die gute Nachricht: Es braucht keine radikale Umstellung, um positive Effekte zu erzielen. Oft reichen kleine Veränderungen – wenn sie konsequent eingebaut und individuell angepasst sind. Dieser Abschnitt gibt Ihnen alltagstaugliche Tipps an die Hand, mit denen Sie Ernährung als kraftspendende Ressource nutzen können – nicht perfekt, aber wirksam.

### 4.3.1 Regelmäßigkeit ist wichtiger als Perfektion

Statt aufwändiger Diätpläne hilft ein einfacher Rhythmus: drei Hauptmahlzeiten am Tag, ergänzt durch ein bis zwei kleine Zwischenmahlzeiten, wenn nötig. Lange Essenspausen können bei Parkinson zu Energieeinbrüchen und unregelmäßiger Medikamentenwirkung führen. Wer regelmäßig isst, stabilisiert den Blutzucker – und erleichtert dem Körper die Verdauung.
Tipp: Nutzen Sie Erinnerungen auf dem Handy oder einfache Essenspläne für die Woche, um eine Routine aufzubauen.

### 4.3.2 Vorräte und Planung entlasten

Nicht jeder Tag verläuft gleich. Um auch an anstrengenden Tagen gut versorgt zu sein, lohnt es sich, bestimmte Grundzutaten vorrätig zu haben – etwa tiefgekühltes Gemüse, Vollkornbrot, Haferflocken, Hülsenfrüchte in Gläsern, Nüsse oder Eier. Auch vorbereitete Suppen oder selbstgekochte Portionen im Tiefkühlfach können helfen, spontan eine gesunde Mahlzeit bereitzuhaben.
Planen Sie zwei bis drei einfache Lieblingsgerichte, die schnell zubereitet sind und sich gut kombinieren lassen.

### 4.3.3 Kleine Anpassungen mit großer Wirkung

Bereits kleine Veränderungen im Speiseplan bringen oft mehr als große Umstellungen. Zum Beispiel:
- Weißmehlprodukte durch Vollkornvarianten ersetzen
- Statt Wurst häufiger pflanzliche Aufstriche, Ei oder Hüttenkäse verwenden
- Einmal am Tag Gemüse – egal ob roh, gekocht oder als Suppe

- Wasser und ungesüßter Tee statt süßer Getränke
- Obst oder Nüsse als Snack statt Kekse oder Süßigkeiten

Tipp: Verändern Sie nicht alles auf einmal. Ein bis zwei neue Gewohnheiten pro Woche reichen völlig aus.

### 4.3.4 Essen strukturieren – Medikamente berücksichtigen

Gerade bei L-Dopa ist der Einnahmezeitpunkt in Bezug zur Nahrungsaufnahme wichtig. Eiweiß kann die Aufnahme im Darm verzögern. Deshalb sollten eiweißreiche Mahlzeiten (z. B. Fleisch, Käse, Hülsenfrüchte) eher zeitlich versetzt zur Medikation eingeplant werden – z. B. mittags oder abends, während morgens und vormittags kohlenhydratreiche, leichte Mahlzeiten besser geeignet sind.

Ein kleines Ernährungstagebuch kann helfen, Zusammenhänge zwischen Essen, Medikamentenwirkung und Wohlbefinden sichtbar zu machen.

### 4.3.5 Trinken nicht vergessen

Ausreichend Flüssigkeit unterstützt die Verdauung, die Medikamentenverwertung und die Konzentration. Ideal sind 1,5 bis 2 Liter am Tag – verteilt über viele kleine Portionen. Wer das Trinken vergisst, kann sich feste Trinkzeiten setzen oder auf sichtbare Wasserflaschen zurückgreifen. Tipp: Aromatisiertes Wasser mit Zitronenscheiben, Ingwer oder Kräutern kann das Trinken angenehmer machen.

### 4.3.6 Mit Einschränkungen umgehen – aber nicht aufgeben

Wenn Appetit, Schlucken oder Koordination nachlassen, helfen angepasste Speisen (z. B. weiche Kost, breiige oder pürierte Varianten) und ergonomische Hilfsmittel wie rutschfeste Unterlagen, Griffverstärkungen oder spezielle Bestecke. Ziel bleibt: Selbstständig essen so lange wie möglich – mit Freude und in Würde.

## 4.4 Beispieltag mit mediterraner Ernährung

Die mediterrane Ernährung gilt heute als eines der besten Ernährungskonzepte zur Förderung von Gesundheit und Wohlbefinden. Ursprünglich geprägt durch die Esskultur Südeuropas – vor allem Italiens, Griechenlands und Spaniens – überzeugt sie durch ihre Vielfalt, Frische und Ausgewogenheit. Studien zeigen, dass sie entzündungshemmend wirkt, das Herz-Kreislauf-System stärkt, die Darmflora positiv beeinflusst und sich auch auf neurologische Prozesse günstig auswirken kann. Für Menschen mit Parkinson bietet sie eine alltagstaugliche Orientierung: nährstoffreich, genussvoll, ohne strikte Regeln – und gut an individuelle Bedürfnisse anpassbar.
Der folgende Beispieltag zeigt, wie eine mediterran geprägte Ernährung konkret aussehen kann – abwechslungsreich, wohlschmeckend und im Einklang mit dem Tagesrhythmus bei Parkinson.

### Frühstück (ca. 8:00 Uhr)
*Haferbrei mit Apfel, Walnüssen und Zimt.* Dazu: ein Glas Wasser mit einem Spritzer Zitronensaft, ungesüßter Kräutertee
Ein leichter Start in den Tag, möglichst eiweißarm, um die L-Dopa-Wirkung nicht zu beeinträchtigen. Hafer liefert

Ballaststoffe für die Verdauung, Nüsse gesunde Fette und der Apfel Vitamine und natürliche Süße. Zimt wirkt leicht blutzuckerstabilisierend.

**Zwischenmahlzeit (ca. 10:30 Uhr)**
*Eine Handvoll Trauben oder eine Banane*
Dazu: stilles Wasser oder eine kleine Tasse schwach gebrühter Kaffee
Kleine Portionen Obst versorgen den Körper mit schnellen, natürlichen Kohlenhydraten. Sie helfen, das Energielevel zu halten, ohne den Magen zu überlasten.

**Mittagessen (ca. 13:00 Uhr)**
*Lauwarme Quinoa-Gemüse-Pfanne mit Zucchini, Tomaten, Paprika, Olivenöl und frischen Kräutern.*
Beilage: ein kleiner bunter Blattsalat mit Zitronen-Olivenöl-Dressing
Dazu: stilles Wasser mit Minze
Die Kombination aus Gemüse, komplexen Kohlenhydraten und pflanzlichem Eiweiß stärkt die Leistungsfähigkeit. Olivenöl, Kräuter und frische Zutaten stehen im Zentrum der mediterranen Küche. Die Mahlzeit ist leicht, aber nährstoffreich – ideal für die Tagesmitte.

**Nachmittags (ca. 16:00 Uhr)**
*Kleine Portion Naturjoghurt mit ein paar Beeren und einem Löffel Leinsamen.* Alternativ bei Laktoseunverträglichkeit: pflanzlicher Joghurt auf Mandelbasis.
Diese Mahlzeit unterstützt die Darmgesundheit, liefert gesunde Fettsäuren und kann bei Verstopfung vorbeugend wirken. Gleichzeitig ist sie angenehm sättigend – ohne schwer im Magen zu liegen.

**Abendessen (ca. 18:30 Uhr)**
*Gedünsteter Lachs mit Ofengemüse (Aubergine, Paprika, Fenchel) und einem Klecks Hummus.*
Dazu: ein kleines Stück Vollkornbrot und stilles Wasser
Hier darf es auch eiweißreicher werden, da der Abstand zur Medikamenteneinnahme in der Regel groß genug ist. Der Fisch liefert Omega-3-Fettsäuren, die entzündungshemmend wirken können. Das Gemüse sorgt für Vitalstoffe und Ballaststoffe, der Hummus für pflanzliches Eiweiß und Geschmack.

**Später am Abend (optional, ca. 21:00 Uhr)**
*Eine kleine Tasse Kräutertee (z. B. Melisse oder Kamille)*
Dazu: zwei Datteln oder ein Stück Bitterschokolade (mind. 70 %)
Ein sanfter Ausklang des Tages – beruhigend, wohltuend und ein kleiner Genussmoment.

Dieser Beispieltag zeigt, wie mediterrane Ernährung bei Parkinson funktionieren kann: farbenfroh, vielseitig, gut verträglich – und dabei immer auf die individuellen Bedürfnisse abgestimmt. Entscheidend ist nicht, jeden Tag „perfekt" zu essen, sondern regelmäßig zu Lebensmitteln zu greifen, die Körper und Geist guttun. Mediterran zu essen heißt nicht nur, gesund zu leben – sondern auch, mit Freude und Maß zu genießen.

### 4.5 Einfluss von Stress auf den Krankheitsverlauf

Stress ist allgegenwärtig – in kleinen, alltäglichen Momenten ebenso wie in belastenden Lebensphasen. Für Menschen mit Parkinson hat er jedoch eine ganz besondere Bedeutung. Denn viele Betroffene erleben, dass sich ihre Symptome unter Stress verschlimmern: Das Zittern nimmt zu, Bewegungen stocken, die Stimme wird leiser oder bricht ab, das Denken wird langsamer, die Reaktion angespannter. Was unter ruhigen Bedingungen noch gut gelingt, kann unter Druck plötzlich kaum mehr abrufbar sein.

Dieser Zusammenhang ist kein Zufall, sondern gut belegt. Stress beeinflusst den gesamten Organismus – und insbesondere das feine Gleichgewicht der Neurotransmitter, das bei Parkinson ohnehin gestört ist. Er erhöht die Muskelspannung, verschlechtert die Koordination, beeinträchtigt die Wirkung der Medikamente und schlägt sich oft auch auf den Schlaf, die Verdauung und die Stimmung nieder. Das Nervensystem gerät unter Daueranspannung – und mit ihm der ganze Mensch.

Hinzu kommt, dass die Erkrankung selbst zur Stressquelle werden kann. Wer das Gefühl hat, ständig unter Beobachtung zu stehen, wer seine Bewegungen nicht mehr voll kontrollieren kann, wer Angst vor dem Stolpern, vor dem Ausgelachtwerden oder vor einem ungewollten Rückzug verspürt, entwickelt leicht ein Grundgefühl innerer Anspannung. Nicht selten führt das zu einem stillen Rückzug aus dem sozialen Leben – und genau das verstärkt die Symptome oft noch weiter. Aus dem Wunsch, sich zu schützen, wird ein Teufelskreis: Die Symptome nehmen zu, die Selbstsicherheit nimmt ab.

Umso wichtiger ist es, diesem Kreislauf bewusst zu begegnen. Ziel ist nicht ein vollkommen „stressfreies" Leben – das ist weder realistisch noch nötig. Vielmehr geht es darum, den eigenen Umgang mit Stress zu verändern: Anspannung rechtzeitig zu erkennen, innere und äußere Stressquellen zu benennen und alltagstaugliche Strategien zu entwickeln, um Körper und Geist immer wieder in die Ruhe zurückzuführen.

Dabei hilft es, ehrlich mit sich selbst zu sein. Welche Situationen überfordern mich? Welche Erwartungen an mich selbst setzen mich unter Druck? Was in meinem Alltag bringt mich aus dem Takt – und was hilft mir, ihn wiederzufinden? Oft sind es nicht die großen Lebenskrisen, sondern die vielen kleinen

Belastungen, die sich aufsummieren: zu viele Termine, zu wenig Pausen, ein unstrukturierter Tag, unklare Absprachen, Reizüberflutung durch Lärm oder Medien. Schon kleine Veränderungen – etwa eine klarere Tagesstruktur, regelmäßige Erholungsphasen oder das bewusste Entlasten von Verpflichtungen – können spürbar entlasten.

Bewegung spielt dabei eine zentrale Rolle. Sie wirkt nicht nur auf den Körper, sondern auch auf das seelische Gleichgewicht. Wer regelmäßig geht, tanzt, atmet oder einfache Übungen durchführt, unterstützt das körpereigene Beruhigungssystem – den Parasympathikus – und baut Stresshormone ab. Auch bewusst gestaltete Atempausen, kurze Achtsamkeitsmomente oder kleine Rituale im Tageslauf können helfen, die innere Spannung zu lösen.

Manche Menschen profitieren auch von einer gezielten Entspannungsmethode – etwa progressiver Muskelentspannung, Meditation, Feldenkrais, Qi Gong oder achtsamem Atmen. Diese Techniken lassen sich mit etwas Übung in den Alltag integrieren und brauchen oft nur wenige Minuten, um ihre Wirkung zu entfalten. Wichtig ist, dass man sie regelmäßig übt – nicht nur im Akutfall, sondern vorsorglich.

Und schließlich darf auch der Blick nach innen nicht fehlen. Gespräche mit vertrauten Menschen, professionelle Unterstützung durch Psychotherapie oder die Teilnahme an Selbsthilfegruppen können helfen, Sorgen zu sortieren, Gefühle zuzulassen und neue Perspektiven zu gewinnen. Denn nicht alles lässt sich allein bewältigen – und niemand muss das.

Stress ist nicht immer vermeidbar, aber er lässt sich gestalten. Wer sich selbst gut kennt, sich nicht überfordert und lernt, auf die eigenen Grenzen zu achten, schafft Raum für mehr Ruhe, Sicherheit und Lebensqualität. Gerade bei Parkinson ist diese innere Balance ein entscheidender Faktor – nicht nur für das körperliche Wohlbefinden, sondern für das gesamte Lebensgefühl.

## 4.6    Effektive Strategien zur Stressbewältigung

Stress lässt sich nicht immer vermeiden – aber man kann lernen, besser mit ihm umzugehen. Für Menschen mit Parkinson ist das besonders wichtig, da sich Stress direkt auf die Beweglichkeit, die Konzentration und das allgemeine Wohlbefinden auswirken kann. Viele Betroffene erleben, dass ihre Symptome in ruhigen Momenten deutlich besser zu kontrollieren sind als in Zeiten innerer Anspannung oder äußerer Reizüberflutung. Doch wie gelingt es, im Alltag zur Ruhe zu finden – inmitten von Verpflichtungen, Unsicherheiten und körperlichen Herausforderungen?

Der erste Schritt besteht darin, Stress nicht als persönliches Versagen zu betrachten, sondern als ein Warnsignal des Körpers. Stress zeigt an, dass etwas aus dem Gleichgewicht geraten ist. Diese Signale zu erkennen – etwa in Form von Gereiztheit, innerer Unruhe, Muskelverspannung, Schlafstörungen oder beschleunigtem Denken – ist bereits ein wichtiger Teil der Lösung. Denn nur wer weiß, dass er unter Stress steht, kann bewusst gegensteuern.

Zentral ist dabei die Frage: Was tut mir gut – und wie kann ich das in meinen Tag einbauen? Die Antwort ist individuell. Manche Menschen finden Ruhe in der Bewegung, andere in der Stille. Manche brauchen Struktur, andere kreativen Ausdruck. Entscheidend ist nicht die Methode, sondern die Wirksamkeit für den Einzelnen. Wichtig ist auch, klein zu beginnen. Schon fünf Minuten bewusste Ruhe am Tag können eine spürbare Wirkung entfalten – wenn sie regelmäßig und mit Absicht gestaltet werden.

Sehr hilfreich sind einfache Achtsamkeitsübungen, die sich gut in den Alltag integrieren lassen. Dazu gehört etwa, sich ganz auf den eigenen Atem zu konzentrieren – ohne ihn zu verändern, einfach nur wahrnehmen, wie er ein- und ausströmt. Auch das achtsame Gehen, bei dem jeder Schritt bewusst gesetzt wird, kann beruhigend wirken. Wer solche Übungen regelmäßig durchführt, trainiert nicht nur die innere Gelassenheit, sondern auch die Fähigkeit, in schwierigen Momenten einen klaren Kopf zu bewahren.

Ebenso wirkungsvoll sind körperorientierte Entspannungstechniken wie die progressive Muskelentspannung, bei der einzelne Muskelgruppen gezielt angespannt und wieder gelöst werden, um Spannungen abzubauen. Auch Methoden wie Tai Chi, Qi Gong oder Feldenkrais fördern Ruhe, Balance und Körperwahrnehmung – und sind zugleich sanfte Bewegungseinheiten, die sich positiv auf die Motorik auswirken können.

Ein weiterer, oft unterschätzter Bereich ist die Gestaltung des persönlichen Umfelds. Wer seinen Tag übersichtlich strukturiert, Reizüberflutung vermeidet, für Rückzugsmöglichkeiten sorgt und zwischen Aktivität und Erholung wechselt, schafft sich eine Umgebung, in der Entspannung leichter fällt. Auch der Austausch mit anderen – sei es im Gespräch mit Angehörigen, in einer Gruppe oder durch therapeutische Begleitung – kann helfen, Stress zu verarbeiten und nicht mit sich allein auszumachen.

Nicht zuletzt ist auch Selbstfreundlichkeit eine Form der Stressbewältigung. Wer sich erlaubt, Pausen zu machen, Hilfe anzunehmen, unvollkommen zu sein und den eigenen Rhythmus zu finden, entlastet sich selbst – emotional und körperlich. Denn nicht jede Herausforderung muss sofort gelöst werden. Manches darf auch einfach nur da sein, ohne sofort verändert zu werden.

Entspannung ist kein Luxus, sondern ein notwendiger Teil der Krankheitsbewältigung. Sie ist kein Rückzug aus dem Leben, sondern eine bewusste Hinwendung zu dem, was stärkt, stabilisiert und inneren Halt gibt. Wer regelmäßig für sich selbst sorgt – in kleinen Schritten, mit offenen Sinnen und wacher Achtsamkeit – gewinnt ein Stück Freiheit zurück. Und genau das ist es, worum es geht: mit Parkinson leben, aber nicht von ihm gelebt werden.

## 4.7 Ausreichende Flüssigkeitszufuhr

Wasser ist Lebensgrundlage – für jede Zelle, jedes Organ, jede Körperfunktion. Für Menschen mit Parkinson ist eine ausreichende Flüssigkeitszufuhr jedoch von besonderer Bedeutung. Sie beeinflusst nicht nur den Stoffwechsel und die Verdauung, sondern auch die Wirkung der Medikamente, die Beweglichkeit, die Konzentration und das allgemeine Wohlbefinden. Dennoch trinken viele Betroffene zu wenig – sei es aus Gewohnheit, aufgrund fehlenden Durstgefühls oder weil Schlucken mühsam geworden ist.

Ein Flüssigkeitsmangel kann die Symptome deutlich verstärken. Er fördert Verstopfung, kann zu Kreislaufproblemen und Kopfschmerzen führen, erhöht das Risiko für Harnwegsinfekte und wirkt sich negativ auf die geistige Wachheit aus. Auch die Aufnahme und Verteilung von Medikamenten wie L-Dopa im Körper ist eng mit dem Flüssigkeitshaushalt verknüpft. Umso wichtiger ist es, das Trinken als festen Bestandteil der Tagesstruktur zu etablieren – nicht als lästige Pflicht, sondern als einfache Form der Selbstfürsorge.

Im Alltag ist es hilfreich, nicht auf das Durstgefühl zu warten, sondern regelmäßig kleine Mengen über den Tag verteilt zu trinken. Ideal sind stilles Wasser, Kräutertees oder verdünnte Fruchtsäfte. Auch Brühen, milde Suppen, wasserreiches Obst und Gemüse wie Gurken, Melonen oder Zucchini tragen zur Flüssigkeitsbilanz bei. Kohlensäurehaltige oder stark gesüßte Getränke sollten dagegen eher die Ausnahme bleiben, da sie den Magen belasten oder den Blutzuckerspiegel ungünstig beeinflussen können.

Für viele Menschen mit Parkinson ist das Trinken auch motorisch eine Herausforderung: Die Tasse kippt, das Glas ist zu schwer, das Greifen fällt schwer. Hier können einfache Hilfsmittel wie ergonomische Becher, rutschfeste Unterlagen oder Schnabeltassen helfen, die Flüssigkeitsaufnahme sicherer und angenehmer zu gestalten. Auch Strohhalme – am besten wiederverwendbare Varianten – können eine Entlastung sein, besonders wenn das Heben des Glases schwerfällt.

Wer zu Schluckstörungen neigt, sollte auf die Konsistenz der Getränke achten. Manche Betroffene kommen mit leicht angedickten Flüssigkeiten besser zurecht, da diese sich kontrollierter schlucken lassen und weniger Gefahr besteht, sich zu verschlucken. In solchen Fällen kann eine logopädische Mitbehandlung sinnvoll sein, um individuelle Lösungen zu finden.

Besonders günstig ist es, das Trinken in alltägliche Abläufe einzubetten – etwa ein Glas Wasser nach dem Aufstehen, eines zu jeder Mahlzeit, eines am Nachmittag, eines zum Schlafengehen. Auch Erinnerungsfunktionen am Handy, bunte Markierungen an Flaschen oder ein einfaches Trinkprotokoll können helfen, die eigene Trinkmenge im Blick zu behalten.

Als Richtwert gelten 1,5 bis 2 Liter Flüssigkeit pro Tag – je nach Jahreszeit, Aktivität und individuellem Gesundheitszustand. In Phasen starker Hitze, körperlicher Belastung oder bei Einnahme entwässernder Medikamente kann der Bedarf entsprechend höher liegen. Entscheidend ist dabei nicht, die Menge auf einmal zu trinken, sondern über den Tag verteilt immer wieder kleine Portionen zu sich zu nehmen.

Trinken ist eine einfache, aber wirkungsvolle Maßnahme, um Körper und Geist bei Parkinson zu unterstützen. Wer gut hydriert ist, fühlt sich meist klarer, wacher und ausgeglichener – und stärkt damit nicht nur die körperliche Funktion, sondern auch das persönliche Wohlbefinden. Es lohnt sich also, dem Trinken mehr Aufmerksamkeit zu schenken. Denn manchmal liegt der größte Effekt in den scheinbar kleinen Dingen.

## 4.8 Darmgesundheit und Mikrobiom

Der Darm ist weit mehr als ein Verdauungsorgan. In den letzten Jahren ist er zunehmend in den Fokus der medizinischen Forschung gerückt – nicht nur wegen seiner Rolle für die Nährstoffaufnahme, sondern vor allem als zentraler Bestandteil des Immunsystems, als Hormonproduzent und als Träger des sogenannten „Bauchhirns". Über ein enges Netzwerk kommuniziert er mit dem Gehirn – über Nervenbahnen, Botenstoffe und das sogenannte Mikrobiom, also die Gesamtheit aller Darmbakterien. Diese Verbindung, auch *Darm-Hirn-Achse* genannt, spielt offenbar auch bei Parkinson eine bedeutsame Rolle.

Tatsächlich berichten viele Betroffene schon Jahre vor der eigentlichen Diagnose über chronische Verdauungsprobleme – insbesondere über Verstopfung, Blähungen, Völlegefühl oder unregelmäßigen Stuhlgang. Heute weiß man: Solche Beschwerden sind oft keine Nebensache, sondern frühe Hinweise auf die Beteiligung des vegetativen Nervensystems, das sowohl den Darm als auch die Motorik mitsteuert. Auch die Zusammensetzung des Mikrobioms ist bei Parkinson-Patienten nachweislich verändert – mit möglichen Auswirkungen auf Entzündungsprozesse, die Medikamentenverwertung und die allgemeine Widerstandsfähigkeit des Organismus.

Umso wichtiger ist es, die eigene Darmgesundheit aktiv zu unterstützen – nicht nur, um Beschwerden zu lindern, sondern auch, um dem Körper eine stabile Basis zu bieten. Eine darmfreundliche Ernährung ist dabei der zentrale Ansatzpunkt. Sie sollte ballaststoffreich, pflanzenbasiert und möglichst naturbelassen sein. Gemüse, Obst, Vollkornprodukte, Hülsenfrüchte, Nüsse und Saaten versorgen den Darm mit „Futter" für die nützlichen Bakterien und regen die natürliche Bewegung der Darmmuskulatur an.

Besonders hilfreich sind fermentierte Lebensmittel – wie Joghurt mit lebenden Kulturen, Kefir, Sauerkraut, Kimchi oder fermentiertes Gemüse. Sie liefern lebendige Milchsäurebakterien, die das Mikrobiom stärken können. Auch Präbiotika, also bestimmte Ballaststoffe, die gezielt die „guten" Darmbakterien fördern, sind empfehlenswert. Diese finden sich unter anderem in Hafer, Zwiebeln, Knoblauch, Chicorée, Topinambur oder Bananen.

Ebenso wichtig wie das *Was* ist das *Wie*: Langsames, achtsames Essen, gründliches Kauen und regelmäßige Essenszeiten entlasten den Verdauungstrakt. Auch ausreichende Bewegung – etwa Spazierengehen, leichtes Training oder Dehnübungen – kann die Darmtätigkeit positiv beeinflussen. Und nicht zuletzt spielt auch das Trinken eine zentrale Rolle: Ballaststoffe entfalten ihre Wirkung nur, wenn genügend Flüssigkeit zur Verfügung steht.

Bei hartnäckiger Verstopfung können auch pflanzliche Quellstoffe wie Flohsamenschalen oder Leinsamen hilfreich sein – idealerweise in Kombination mit einer ballaststoffreichen Ernährung. Auch eine Rücksprache mit Arzt oder Therapeutin kann sinnvoll sein, um vorübergehend geeignete Maßnahmen zu wählen, wenn die Beschwerden zu belastend werden.

Der Darm reagiert zudem empfindlich auf Stress. Das vegetative Nervensystem ist eng mit der Verdauung verknüpft – innere

Unruhe, Angst oder Anspannung können sich in einem „nervö-
sen Magen" oder einem trägen Darm ausdrücken. Deshalb
lohnt es sich, auch hier auf innere Ausgeglichenheit zu achten:
durch bewusste Pausen, Entspannung, einen ruhigen Essrah-
men und den Mut, nicht alles perfekt machen zu wollen.
Die gute Nachricht: Schon kleine Veränderungen können
große Wirkung haben. Wer sich ballaststoffreich ernährt, regelmäßig trinkt, sich bewegt und sein Essen bewusst gestaltet,
tut nicht nur dem Darm etwas Gutes – sondern unterstützt den
gesamten Körper. Denn ein gesunder Darm bedeutet bessere
Nährstoffversorgung, stabileren Stoffwechsel, ausgeglichene-
res Immunsystem – und damit auch bessere Voraussetzungen
für einen aktiven Umgang mit Parkinson.

## Kapitel 5:    Alternative Behandlungsansätze

Die Behandlung von Parkinson ist heute vor allem medizinisch
geprägt: Medikamente, Physiotherapie, Logopädie und, je
nach Verlauf, auch technische Verfahren wie Tiefe Hirnstimulation oder Pumpentherapie gehören zum Standard. Doch
viele Betroffene und Angehörige suchen darüber hinaus nach
weiteren Möglichkeiten, um die Symptome zu lindern, die Lebensqualität zu verbessern und aktiv zur eigenen Gesundheit
beizutragen. Der Wunsch nach ergänzenden, möglichst sanften und selbstbestimmten Methoden ist verständlich – und berechtigt.
Alternative und komplementäre Ansätze können hier eine
wichtige Rolle spielen. Sie versprechen keine Heilung – und
sollten auch niemals anstelle einer gesicherten medizinischen
Behandlung treten. Aber sie können helfen, Körper und Geist
zu stabilisieren, innere Ressourcen zu aktivieren und das eigene Wohlbefinden zu stärken. Gerade in einem Krankheitsverlauf, der viele Unwägbarkeiten mit sich bringt, empfinden

es viele Menschen als entlastend, wenn sie selbst etwas tun können – sei es durch Bewegung, Ernährung, Berührung, mentale Übung oder spirituelle Praxis.

Die Grenzen zwischen „klassischer" Schulmedizin und „alternativer" Therapie verschwimmen dabei zunehmend. Viele Verfahren – etwa aus der Naturheilkunde, der Körpertherapie oder der achtsamkeitsbasierten Medizin – werden inzwischen wissenschaftlich untersucht und teilweise sogar in interdisziplinären Behandlungskonzepten integriert. Entscheidend ist dabei weniger die Herkunft einer Methode als ihre Verträglichkeit, Wirksamkeit und die Frage, ob sie in das individuelle Krankheitsbild und die Lebenssituation des Einzelnen passt.

Dieses Kapitel möchte eine Orientierung geben: Was ist möglich? Was ist sinnvoll? Was ist wirksam – und was vielleicht auch einfach nur wohltuend? Es stellt verschiedene alternative und ergänzende Ansätze vor, ohne sie zu idealisieren oder abzuwerten. Es geht nicht um „entweder – oder", sondern um das *sinnvolle Zusammenspiel* – immer in Abstimmung mit der schulmedizinischen Behandlung, immer verantwortungsvoll, immer mit dem Menschen im Mittelpunkt.

Denn jeder Mensch ist mehr als seine Diagnose. Und manchmal sind es gerade die „kleinen", unkonventionellen Wege, die wieder ein Gefühl von Lebendigkeit, Selbstwirksamkeit und Hoffnung in den Alltag bringen.

## 5.1 Körperbewusstsein und Wahrnehmung der Symptome

Parkinson verändert nicht nur die Beweglichkeit, sondern auch das Erleben des eigenen Körpers. Viele Betroffene berichten, dass sie sich selbst zunehmend fremd werden: Bewegungen wirken ungewohnt, die Körpersprache verändert sich, die Stimme klingt anders, die Mimik verliert an Ausdruck. Das, was früher selbstverständlich war – ein sicherer Gang, eine spontane Geste, ein klares Gefühl für Spannung und Entspannung – wird plötzlich zur Aufgabe. Und nicht selten entsteht der Eindruck, als sei der Körper nicht mehr zuverlässig steuerbar, nicht mehr „ganz der eigene".

Gerade in dieser Situation kann es hilfreich sein, sich nicht weiter vom Körper zu entfremden, sondern sich ihm bewusst zuzuwenden. Körperbewusstsein bedeutet: sich selbst wieder spüren lernen. Wahrnehmen, wie sich Bewegung anfühlt. Den Atem beobachten. Unterschiede erkennen zwischen Anspannung und Entlastung, zwischen innerer Unruhe und Ruhe. Es geht dabei nicht um Kontrolle, sondern um Beziehung – um die Möglichkeit, wieder in Kontakt mit dem eigenen Körper zu kommen, auch wenn sich vieles verändert hat.

Diese Art der Zuwendung ist mehr als nur ein „Gefühl". Studien zeigen, dass achtsames Körperwahrnehmen die Selbstregulation unterstützt, das Stressniveau senken kann und sich positiv auf Bewegungsmuster auswirkt. Wer lernt, seine Symptome feiner wahrzunehmen – etwa ein beginnendes Zittern, eine sich anbahnende Steifigkeit oder eine veränderte Atmung – kann früher reagieren, sich besser orientieren und gezielter gegensteuern. So entsteht nicht nur mehr Sicherheit im Alltag, sondern auch ein neues Gefühl von Handlungsspielraum.

Körperbewusstsein lässt sich trainieren – sanft, schrittweise und individuell angepasst. Achtsamkeitsbasierte Übungen, Feldenkrais, Yoga, Tai Chi oder Atemarbeit sind bewährte Methoden, um die eigene Körperwahrnehmung zu schulen. Auch einfache Rituale im Alltag – wie sich bewusst hinzusetzen, die Füße am Boden zu spüren oder morgens mit einem kleinen Dehnimpuls in den Tag zu starten – helfen dabei, wieder eine Verbindung zum Körper aufzubauen. Entscheidend ist nicht die äußere Form, sondern die innere Haltung: eine freundliche

Aufmerksamkeit für das, was ist, ohne sofort etwas verändern zu wollen.

Hilfreich ist es auch, die Wahrnehmung bewusst auf neutrale oder angenehme Körperempfindungen zu lenken. Denn häufig richtet sich der Fokus fast ausschließlich auf das, was nicht mehr funktioniert. Dabei bleiben die vorhandenen Ressourcen, die kleinen Bewegungen, die spürbaren Stärken leicht unbemerkt. Körperbewusstsein bedeutet auch, das wiederzuentdecken, was noch möglich ist – und es als Quelle von Stabilität zu nutzen.

In der therapeutischen Begleitung – etwa in der Ergotherapie, der Physiotherapie oder in körperorientierten Psychotherapien – kann dieser Prozess gezielt unterstützt werden. Hier entsteht ein geschützter Raum, um neue Bewegungsmuster zu erkunden, alte Automatismen zu durchbrechen und den eigenen Körper neu zu erleben: nicht als Feind, sondern als Partner auf dem Weg.

Körperbewusstsein ersetzt keine medizinische Behandlung. Aber es kann helfen, mit der Erkrankung besser umzugehen, Signale rechtzeitig zu erkennen und sich weniger ausgeliefert zu fühlen. Wer seinen Körper wieder spürt, kann ihn auch wieder mitgestalten – und damit ein Stück Selbstvertrauen, Sicherheit und inneren Halt zurückgewinnen.

## 5.2 Akupunktur: Studienlage und Erfahrungen

Akupunktur ist eine jahrtausendealte Heilmethode aus der Traditionellen Chinesischen Medizin (TCM), die inzwischen auch in der westlichen Medizin zunehmend Beachtung findet. Sie basiert auf der Vorstellung, dass der menschliche Körper von Energiebahnen, den sogenannten *Meridianen*, durchzogen ist, in denen die Lebensenergie – das *Qi* – zirkuliert. Wird dieser Energiefluss gestört, etwa durch Krankheit,

Anspannung oder äußere Einflüsse, so kommt es zu Blockaden, die sich in Beschwerden oder Funktionsstörungen äußern können. Durch das gezielte Setzen feiner Nadeln an bestimmten Punkten soll die Energie wieder ins Gleichgewicht gebracht werden.

Was aus westlich-naturwissenschaftlicher Sicht zunächst abstrakt erscheinen mag, lässt sich heute in vielen Bereichen mit neurophysiologischen Erklärungsmodellen ergänzen. So zeigen moderne Studien, dass Akupunktur bestimmte Nervenreizungen, Durchblutungsprozesse, Hormonfreisetzungen und die Ausschüttung von Neurotransmittern beeinflussen kann – darunter auch Dopamin, das bei Parkinson eine zentrale Rolle spielt.

Doch was kann Akupunktur konkret für Menschen mit Parkinson leisten?

Zunächst ist wichtig festzuhalten: Akupunktur kann die Erkrankung nicht heilen und sie ersetzt auch keine medikamentöse Therapie. Doch sie kann in bestimmten Bereichen eine sinnvolle Ergänzung darstellen – insbesondere dort, wo es um das Lindern von Symptomen und das Stärken des allgemeinen Wohlbefindens geht. Viele Betroffene berichten, dass sich durch Akupunktur einzelne Beschwerden wie Muskelsteifheit, innere Unruhe, Schmerzen oder Schlafprobleme positiv beeinflussen lassen. Auch eine Verbesserung des allgemeinen Energielevels und der Stimmungslage wird häufig beschrieben.

Die Studienlage ist insgesamt vielversprechend, aber nicht eindeutig. Es existieren zahlreiche kleinere Untersuchungen, vor allem aus China und Korea, die positive Effekte der Akupunktur bei Parkinson nahelegen – insbesondere bei Tremor, Rigor und Fatigue. Auch die Kombination von Akupunktur mit schulmedizinischer Behandlung scheint in manchen Studien zu günstigeren Ergebnissen zu führen als die medikamentöse

Therapie allein. Allerdings mangelt es bislang an großen, methodisch sauberen und international vergleichbaren Studien, die diese Ergebnisse eindeutig bestätigen.

Dennoch gilt: Die subjektive Wirkung ist in vielen Fällen spürbar – insbesondere, wenn die Behandlung regelmäßig, durch erfahrene Therapeutinnen und Therapeuten und in einer vertrauensvollen Atmosphäre erfolgt. Auch die Art der Zuwendung, das ruhige Setting und die begleitende Gesprächsführung tragen oft zu einer ganzheitlich positiven Erfahrung bei.

Wer Akupunktur ausprobieren möchte, sollte dies immer in Absprache mit dem behandelnden Arzt oder der behandelnden Neurologin tun – vor allem, um mögliche Wechselwirkungen mit Medikamenten (z. B. bei Blutverdünnung) auszuschließen und das therapeutische Gesamtbild im Blick zu behalten. Empfehlenswert ist eine Behandlung bei qualifizierten Fachpersonen, idealerweise mit Erfahrung im Umgang mit neurologischen Erkrankungen.

Die Kosten für Akupunktur werden in bestimmten Fällen von den gesetzlichen Krankenkassen übernommen, meist jedoch nur bei chronischen Schmerzen. Für Parkinson-Patienten kann sich eine private Zusatzversicherung oder eine individuelle Kostenregelung lohnen, wenn man Akupunktur als begleitende Maßnahme in Betracht zieht.

Akupunktur ist kein Wundermittel. Aber sie kann ein Türöffner sein – hin zu mehr Entspannung, Körperwahrnehmung und innerem Gleichgewicht. Für manche Betroffene bedeutet das: wieder besser schlafen, sich freier bewegen, die Schmerzen besser bewältigen oder sich schlicht wohler im eigenen Körper zu fühlen. Und das allein kann ein wertvoller Beitrag zur Lebensqualität sein.

## 5.3  Homöopathie: Studienlage und Erfahrungsberichte

Kaum eine alternative Heilmethode wird so leidenschaftlich diskutiert wie die Homöopathie. Für die einen ist sie ein fester Bestandteil ihres Gesundheitsverständnisses – sanft, ganzheitlich, individuell. Für andere ist sie bestenfalls Placebo, schlimmstenfalls eine gefährliche Ablenkung von wirksamen Therapien. Auch bei Parkinson stoßen viele Betroffene früher oder später auf homöopathische Angebote – sei es aus dem Wunsch heraus, die medikamentöse Behandlung zu ergänzen, Nebenwirkungen zu lindern oder ein stärkeres Gefühl von Selbstbestimmung zurückzugewinnen.

Die Homöopathie beruht auf dem Prinzip „Ähnliches soll durch Ähnliches geheilt werden". Dabei werden Substanzen, die bei gesunden Menschen bestimmte Symptome hervorrufen, in stark verdünnter Form eingesetzt, um bei Erkrankten ebendiese Symptome zu lindern. Die Herstellung erfolgt nach festen Regeln in sogenannten Potenzierungen – also stufenweisen Verdünnungen und Verschüttelungen –, die teilweise so weit gehen, dass in der Endlösung kein Molekül der Ausgangssubstanz mehr nachweisbar ist. Dies widerspricht dem klassischen pharmakologischen Wirkprinzip, wonach eine Substanz umso stärker wirkt, je mehr von ihr vorhanden ist.

Aus naturwissenschaftlicher Sicht gilt die Wirkung der Homöopathie daher als nicht belegbar. Die überwiegende Mehrheit der systematischen Studien und Metaanalysen kommt zu dem Ergebnis, dass homöopathische Präparate keine über den Placeboeffekt hinausgehende Wirkung entfalten – zumindest nicht auf nachweisbare physiologische Prozesse. Die evidenzbasierte Medizin steht der Homöopathie deshalb überwiegend kritisch gegenüber, insbesondere dann, wenn sie als Ersatz für eine notwendige schulmedizinische Therapie eingesetzt wird.

Und dennoch: Zahlreiche Betroffene berichten, dass sie durch homöopathische Behandlungen Erleichterung erfahren – weniger innere Unruhe, besseren Schlaf, weniger Zittern, mehr Ausgeglichenheit. Auch die individuelle Zuwendung, das intensive Erstgespräch mit ausführlicher Anamnese und die hohe Aufmerksamkeit für die persönliche Lebenslage empfinden viele Menschen als wohltuend und stärkend. Diese subjektive Wirkung sollte nicht leichtfertig abgetan werden – denn sie kann, richtig eingebettet, einen wertvollen Beitrag zur Krankheitsverarbeitung leisten.

In Bezug auf Parkinson liegt bislang keine belastbare Studienlage vor, die eine spezifische Wirksamkeit einzelner homöopathischer Mittel belegen würde. Dennoch wird Homöopathie von einigen Therapeutinnen und Therapeuten begleitend eingesetzt – meist als ergänzender Ansatz zur Linderung von Begleitsymptomen wie Schlafstörungen, innerer Unruhe, Erschöpfung oder depressiver Verstimmung. In diesen Bereichen kann die gezielte Zuwendung, die Hoffnung auf Besserung und die Stärkung des subjektiven Wohlbefindens durchaus eine positive Rolle spielen – solange die schulmedizinische Behandlung nicht vernachlässigt wird.

Wer sich für eine homöopathische Begleitung interessiert, sollte darauf achten, dass sie durch erfahrene und verantwortungsvolle Behandler:innen erfolgt – idealerweise mit fundierter Kenntnis der Parkinson-Erkrankung und in enger Abstimmung mit der neurologischen Betreuung. Eine offene Kommunikation ist dabei entscheidend: Die behandelnden Ärztinnen und Ärzte sollten wissen, welche ergänzenden Mittel eingenommen werden, um mögliche Wechselwirkungen oder unnötige Doppelbehandlungen zu vermeiden.

Die Homöopathie ist kein Ersatz für evidenzbasierte Medizin – und sollte auch nicht als solche verstanden werden. Aber sie kann, wenn klug und verantwortungsvoll eingesetzt, eine Form der persönlichen Zuwendung und individuellen Stärkung bieten, die viele Menschen als hilfreich erleben. Insofern gilt: Wer sich mit der Methode wohlfühlt, sie bewusst als Ergänzung versteht und medizinisch gut begleitet ist, kann durchaus von ihr profitieren – nicht immer messbar, aber manchmal spürbar. Und auch das zählt.

## 5.4 Naturheilkunde und antioxidative Nahrungsergänzung

Die Naturheilkunde gehört zu den ältesten Heiltraditionen der Menschheit. Sie setzt auf die Selbstheilungskräfte des Körpers und versucht, diese durch pflanzliche, ernährungsbezogene, physikalische und ordnungstherapeutische Verfahren zu fördern. Für viele Menschen mit Parkinson ist sie ein wichtiger ergänzender Weg: nicht als Ersatz für die schulmedizinische Behandlung, sondern als sanfte Unterstützung für mehr Lebensqualität und Selbstwirksamkeit.

Im Zentrum steht dabei der Gedanke, den Organismus in seinem Gleichgewicht zu stärken – etwa durch entzündungshemmende Ernährung, ausleitende Verfahren, beruhigende Pflanzenmittel oder die gezielte Zufuhr von Mikronährstoffen. Dabei geht es nicht um schnelle Effekte, sondern um nachhaltige Stabilisierung, Entlastung und Begleitung im Alltag.

Ein besonderer Fokus liegt in den letzten Jahren auf sogenannten **antioxidativen Nahrungsergänzungen.** Hintergrund ist die Annahme, dass oxidativer Stress – also ein Übermaß an freien Radikalen im Körper – bei der Entstehung und dem Fortschreiten der Parkinson-Erkrankung eine Rolle spielt. Antioxidantien sollen diesen Prozess abmildern, indem sie schädliche Moleküle binden und neutralisieren.

Zu den bekanntesten antioxidativen Substanzen gehören Vitamin C, Vitamin E, Selen, Zink, Coenzym Q10, Glutathion und sekundäre Pflanzenstoffe wie Polyphenole oder Flavonoide. Auch Stoffe wie Curcumin (aus Kurkuma), Resveratrol (aus Trauben) oder Omega-3-Fettsäuren (aus Fischöl oder Leinöl) werden immer wieder als neuroprotektiv diskutiert. Einige dieser Substanzen zeigen in Labor- und Tierversuchen vielversprechende Effekte – etwa auf den Zellschutz, die Entzündungsregulation oder die mitochondriale Energieproduktion. Doch die Übertragung dieser Ergebnisse auf den Menschen ist nicht einfach. Klinische Studien am Menschen liefern bislang uneinheitliche Resultate: Manche zeigen leichte Verbesserungen in bestimmten Bereichen (z. B. Müdigkeit oder Stimmung), andere bleiben ohne nachweisbaren Effekt. Entscheidend scheint dabei weniger die Einzelsubstanz zu sein als die Gesamtheit der Lebensweise.

Dennoch berichten viele Betroffene, dass sie sich mit bestimmten Nahrungsergänzungen wacher, ausgeglichener oder kräftiger fühlen. Wichtig ist hier ein individueller, achtsamer Umgang: Nicht alles, was als „natürlich" gilt, ist automatisch sinnvoll oder frei von Nebenwirkungen. Auch pflanzliche Präparate können Wechselwirkungen mit Medikamenten haben – etwa mit MAO-Hemmern oder Dopaminagonisten. Deshalb sollten auch naturheilkundliche Mittel stets mit dem behandelnden Arzt oder der Ärztin abgesprochen werden.

Neben der gezielten Ergänzung einzelner Substanzen empfiehlt die Naturheilkunde grundsätzlich eine vitalstoffreiche, entzündungsarme und darmfreundliche Ernährung. Dazu zählen eine überwiegend pflanzenbasierte Kost, der Verzicht auf stark verarbeitete Lebensmittel, ausreichend Flüssigkeit und regelmäßige Bewegung. Auch Anwendungen wie Kneipp-Therapie, Heilpflanzenbäder, sanfte Massagen oder Basenwickel können ergänzend eingesetzt werden – zur Entspannung, Durchblutungsförderung oder allgemeinen Aktivierung.

Ein ganz zentraler Aspekt der Naturheilkunde ist das Prinzip der Ordnungstherapie: der Versuch, durch regelmäßige Tagesabläufe, Schlafrhythmus, seelische Balance und soziale Einbindung ein stabiles Lebensmilieu zu schaffen. Denn auch das gehört zur natürlichen Heilkraft: die Art, wie wir mit uns selbst und mit unserem Leben umgehen.

Die Naturheilkunde bietet kein Wundermittel. Aber sie bietet Orientierung, Erfahrung und oft einen anderen Blick auf das, was den Menschen im Ganzen ausmacht. Wer sie verantwortungsvoll und achtsam in den Alltag integriert, kann davon profitieren – sei es durch mehr Energie, bessere Verträglichkeit schulmedizinischer Therapien oder einfach durch das Gefühl, sich aktiv um das eigene Wohl zu kümmern.

## 5.5    Tai Chi, Qi Gong und Yoga

Bewegung ist Medizin – das gilt bei Parkinson in besonderem Maße. Doch nicht jede Bewegung muss dynamisch, schweißtreibend oder leistungsorientiert sein, um wirksam zu sein. Gerade bei chronischen Erkrankungen gewinnen sanfte, achtsame Formen der Körperarbeit an Bedeutung – solche, die nicht nur Muskeln und Gelenke, sondern auch Atmung, innere Ruhe und Selbstwahrnehmung stärken. Tai Chi, Qi Gong und Yoga gehören zu den ältesten und bewährtesten Traditionen dieser Art – und sie bieten auch für Menschen mit Parkinson wertvolle Möglichkeiten, sich körperlich und geistig zu stabilisieren.

Allen drei Übungssystemen ist gemeinsam, dass sie auf fließenden Bewegungsabfolgen, bewusster Atmung und mentaler Konzentration beruhen. Sie fördern die Körperhaltung, die Balance, die Koordination und das innere Gleichgewicht. Gleichzeitig helfen sie, Stress abzubauen, das Nervensystem zu beruhigen und das eigene Körpergefühl zu verbessern – was gerade im Umgang mit einer fortschreitenden neurologischen Erkrankung von großer Bedeutung ist.

**Tai Chi**, ursprünglich eine Kampfkunst aus China, wird heute vor allem als „Meditation in Bewegung" praktiziert. Die Bewegungen sind langsam, rund, kontrolliert – oft in Form festgelegter Bewegungsfolgen, sogenannter „Formen". Tai Chi trainiert vor allem die Standfestigkeit, das Gleichgewicht, die achtsame Gewichtsverlagerung und die Verbindung von Atmung und Bewegung. Studien zeigen, dass regelmäßiges Tai Chi die Sturzhäufigkeit bei älteren Menschen und Parkinson-Patienten senken kann, das Selbstvertrauen im Gehen stärkt und die allgemeine Beweglichkeit verbessert. Auch die Haltung, das Reaktionsvermögen und die geistige Klarheit profitieren.

**Qi Gong** ist noch stärker auf die Gesundheitspflege ausgerichtet und wirkt oft ruhiger und meditativer als Tai Chi. Die Übungen bestehen aus einfachen, wiederholbaren Bewegungen, begleitet von Atemregulation und innerer Vorstellungskraft. Ziel ist es, die Lebensenergie („Qi") im Körper zu harmonisieren und Blockaden im Energiefluss zu lösen. Qi Gong kann bei Parkinson helfen, Muskelverspannungen zu lösen, die Atmung zu vertiefen und das Gefühl von innerer Ruhe zu fördern. Es ist besonders gut geeignet für Menschen mit eingeschränkter Beweglichkeit, da viele Übungen auch im Sitzen oder Stehen mit Unterstützung ausgeführt werden können.

**Yoga**, mit Wurzeln im alten Indien, umfasst weit mehr als reine Körperübungen. Es verbindet körperliche Bewegung (*Asanas*), Atemlenkung (*Pranayama*), Achtsamkeit und teilweise auch Meditation. Sanfte Yogastile wie Hatha-Yoga oder Yin-Yoga können dabei helfen, die Flexibilität zu verbessern, die Muskulatur zu dehnen und zu kräftigen und gleichzeitig das Nervensystem zu beruhigen. Auch Atemübungen sind ein wichtiger Bestandteil, insbesondere bei Parkinson, wo Stimme, Atemtiefe und Atemkontrolle oft nachlassen. Yoga stärkt zudem die

Konzentration und kann helfen, emotionale Spannungen zu lösen.

Entscheidend bei allen drei Ansätzen ist nicht das „Können", sondern das *Tun*. Es braucht keine Vorerfahrung, keine besondere Beweglichkeit und auch keine religiöse Überzeugung. Was zählt, ist die regelmäßige, bewusste Praxis – idealerweise angeleitet durch erfahrene Lehrerinnen und Lehrer, die sich mit den Bedürfnissen von Menschen mit chronischen Erkrankungen auskennen.

Viele Krankenkassen unterstützen heute entsprechende Kurse oder bezuschussen Präventionsangebote. Auch Online-Angebote, DVDs oder Bücher können hilfreich sein – insbesondere, wenn sie mit einem achtsamen Einstieg und einer individuellen Anpassung kombiniert werden. Wichtig ist, den eigenen Rhythmus zu finden und sich nicht unter Druck zu setzen: Fünf Minuten bewusste Bewegung am Tag können wirkungsvoller sein als eine lange Übungseinheit, die zur Überforderung wird.

Tai Chi, Qi Gong und Yoga bieten keine Heilung – aber sie können eine heilsame Erfahrung sein. Sie schenken Bewegung ohne Hast, Präsenz ohne Anstrengung und das Gefühl, mit sich selbst in Verbindung zu sein. Für viele Menschen mit Parkinson wird diese stille Kraft zu einem täglichen Anker – körperlich wie seelisch.

## 5.6 Musik- und Klangtherapie

Musik berührt – unmittelbar, tief und oft jenseits der Worte. Sie weckt Erinnerungen, bewegt den Körper, beruhigt den Geist und schafft Verbindung – zu sich selbst und zu anderen. Für Menschen mit Parkinson kann Musik mehr sein als ein angenehmer Zeitvertreib: Sie kann gezielt therapeutisch eingesetzt werden, um Bewegungsimpulse zu aktivieren, das Gleichgewicht zu fördern, die Sprache zu stärken und emotionale

Ausgeglichenheit zu unterstützen. Musik- und Klangtherapie gelten daher zunehmend als sinnvolle ergänzende Maßnahmen im Rahmen eines ganzheitlichen Behandlungskonzepts. Im Mittelpunkt steht dabei die Fähigkeit von Musik, direkt mit dem Nervensystem zu kommunizieren. Rhythmische Reize können Bewegungen stabilisieren, die Reaktionsfähigkeit verbessern und helfen, sogenannte *Freezing*-Episoden zu überwinden. Viele Betroffene erleben, dass sie im Takt von Musik leichter und sicherer gehen – weil der äußere Rhythmus den inneren Bewegungsfluss unterstützt. Dieses Prinzip wird unter anderem in der *Rhythmisch-Auditorischen Stimulation* (RAS) gezielt genutzt, bei der regelmäßige akustische Signale – zum Beispiel Metronomklänge oder Musik mit klarer Taktstruktur – als Bewegungshilfe dienen.

Darüber hinaus wirkt Musik auch emotional und psychisch stabilisierend. Sie kann Ängste lindern, depressive Verstimmungen aufhellen, das Gefühl von Lebendigkeit stärken und soziale Isolation durchbrechen. Gerade das gemeinsame Musizieren – sei es in einer Musikgruppe, im Chor oder beim einfachen Mitsingen – schafft ein Gefühl von Zugehörigkeit und Aktivität, das viele Betroffene als besonders wertvoll erleben. Selbst wer kein Instrument spielt oder sich selbst als „unmusikalisch" empfindet, kann durch bewusstes Hören, Summen, Klatschen oder Mitbewegen Zugang zur heilsamen Kraft von Musik finden.

Ein weiterer Ansatz ist die **Klangtherapie**, bei der mit Schwingungen gearbeitet wird, die über Klangschalen, Gongs, Monochorde oder Stimmgabeln in den Körper übertragen werden. Ziel ist es, Entspannung zu fördern, die Körperwahrnehmung zu stärken und das vegetative Nervensystem zu harmonisieren. Gerade bei innerer Unruhe, Schlafproblemen oder chronischer Muskelanspannung berichten viele Menschen mit Parkinson von spürbarer Erleichterung. Auch in der

Palliativbegleitung oder in Zeiten tiefer Erschöpfung kann die Klangtherapie einen ruhigen, stützenden Raum schaffen. Die wissenschaftliche Studienlage zur Musik- und Klangtherapie bei Parkinson ist in Entwicklung, aber vielversprechend. Zahlreiche Untersuchungen belegen positive Effekte auf die Gehfähigkeit, das Sprachtempo, die Sturzprävention und die Lebensqualität. Auch neurobiologisch lässt sich erklären, warum Musik wirkt: Sie aktiviert motorische Areale im Gehirn, fördert die Dopaminfreisetzung und unterstützt die neuroplastische Anpassung – also die Fähigkeit des Gehirns, sich auf neue Muster einzulassen.

In der Praxis empfiehlt sich eine Kombination aus aktiver und rezeptiver Anwendung: Musik hören, um zur Ruhe zu kommen – und Musik gestalten, um sich zu spüren. Auch Musiktherapeut:innen mit Zusatzausbildung in Neurologie oder Geriatrie bieten gezielte Einzel- oder Gruppenbehandlungen an, die individuell auf die Symptomatik und die Fähigkeiten der Betroffenen abgestimmt sind.

Musik ist kein Medikament im klassischen Sinn – aber sie kann heilsam wirken. Oft dort, wo Sprache an ihre Grenzen stößt, schafft sie Zugang zu innerer Bewegung. Für Menschen mit Parkinson ist das besonders wertvoll: Wenn Bewegungen schwerfallen, kann Musik den Takt vorgeben. Wenn die Stimme leiser wird, kann ein Ton sie tragen. Und wenn die Gedanken kreisen, kann ein Lied sie sammeln und zur Ruhe führen.

**Kapitel 6: Psychologische Ansätze und geistige Gesundheit**

Parkinson betrifft nicht nur den Körper. Die Diagnose, der Verlauf, die vielen kleinen und großen Veränderungen im Alltag hinterlassen auch Spuren in der Seele. Gefühle von

Verunsicherung, Angst, Rückzug oder Überforderung sind kein Zeichen von Schwäche, sondern natürliche Reaktionen auf eine tiefgreifende Veränderung des eigenen Lebensentwurfs. Umso wichtiger ist es, den psychologischen Aspekt nicht aus dem Blick zu verlieren – und der geistigen Gesundheit mit derselben Aufmerksamkeit zu begegnen wie der körperlichen.

Viele Betroffene erleben emotionale Herausforderungen bereits kurz nach der Diagnose: Fragen nach der Zukunft, Sorgen um Selbstständigkeit, Belastungen in Partnerschaft, Familie oder Beruf. Andere leiden unter Stimmungsschwankungen, Antriebslosigkeit oder Schlafproblemen – Symptome, die teils durch die Krankheit selbst, teils als Reaktion auf sie entstehen.

Auch Angehörige sind oft stark mitbetroffen, tragen Verantwortung, spüren Veränderung – und geraten nicht selten an die Grenze ihrer Belastbarkeit.

Psychologische Begleitung kann in dieser Situation stabilisierend, klärend und entlastend wirken. Sie hilft, mit Ängsten umzugehen, neue Perspektiven zu entwickeln, Ressourcen zu stärken und das Leben trotz der Erkrankung aktiv zu gestalten. Auch die Auseinandersetzung mit Themen wie Selbstbild, Identität, Sinn und Zukunft erhält hier Raum – ganz im eigenen Tempo, jenseits von medizinischen Verordnungen.

Dabei stehen unterschiedliche Wege offen: Gesprächstherapie, Verhaltenstherapie, achtsamkeitsbasierte Verfahren, kreative Ausdrucksformen oder der Austausch in Gruppen können je nach Bedarf und persönlicher Veranlagung hilfreich sein. Wichtig ist dabei nicht die Methode, sondern die Beziehung – und die Bereitschaft, sich mit sich selbst ehrlich auseinanderzusetzen, ohne sich zu überfordern.

Dieses Kapitel beleuchtet die psychologische Dimension von Parkinson aus verschiedenen Blickwinkeln: Es zeigt, wie Emotionen verstanden und begleitet werden können, welche psychischen Symptome häufig auftreten und wie man ihnen wirksam begegnet. Es fragt danach, was geistige Gesundheit unter veränderten Bedingungen bedeutet – und wie sich Resilienz, Lebensfreude und innere Klarheit auch dann entwickeln lassen, wenn der Boden unter den Füßen sich verschoben hat. Denn Parkinson verändert vieles – aber nicht das Menschsein. Und gerade dort, wo äußerlich Bewegung ins Stocken gerät, kann innerlich etwas Neues entstehen: eine Haltung, die nicht gegen die Krankheit kämpft, sondern mit dem Leben geht – mit Mut, mit Nachsicht, mit einer Form von Stärke, die still und tragfähig ist.

## 6.1 Umgang mit Depression und Angststörungen

Parkinson ist mehr als eine Bewegungsstörung. Für viele Betroffene sind es nicht nur die körperlichen Symptome, die belasten, sondern auch die seelischen Begleiterscheinungen – und oft beginnen diese, noch bevor eine Diagnose gestellt wird. Niedergeschlagenheit, Antriebslosigkeit, innere Unruhe oder eine diffuse Angst gehören zu den häufigsten nicht-motorischen Symptomen bei Parkinson. Dennoch bleiben sie oft lange unerkannt oder werden nicht ernst genommen – weder von den Betroffenen selbst noch von ihrem Umfeld.

Depressive Verstimmungen und Angstzustände sind bei Parkinson nicht ungewöhnlich. Studien zeigen, dass etwa 30 bis 50 Prozent der Erkrankten in ihrem Verlauf von einer behandlungsbedürftigen Depression betroffen sind. Auch generalisierte Ängste, Panikattacken oder ein anhaltendes Gefühl von Unsicherheit treten häufig auf. Diese psychischen Symptome sind nicht nur eine Reaktion auf die Diagnose oder den Krankheitsverlauf – sie sind teilweise auch direkte Folge der Veränderungen im Gehirnstoffwechsel, die Parkinson mit sich bringt.

Dabei zeigen sich Depressionen bei Parkinson oft anders als bei Menschen ohne neurologische Erkrankung. Statt ausgeprägter Traurigkeit steht häufig ein Mangel an innerem Antrieb im Vordergrund. Betroffene beschreiben, dass sie „nicht mehr richtig in Gang kommen", sich leer oder innerlich abgeschnitten fühlen, wenig Freude empfinden – auch an Dingen, die ihnen früher wichtig waren. Die Gedanken kreisen, der Schlaf ist gestört, das Energielevel dauerhaft niedrig. Angst wiederum äußert sich oft als innere Nervosität, Anspannung, ein diffuses Gefühl von Überforderung oder als plötzliche Panik – etwa vor dem Alleinsein, vor Kontrollverlust oder vor sozialen Situationen.

Wichtig ist: Diese Symptome sind ernst zu nehmen – und sie sind behandelbar. Niemand muss sich „zusammenreißen" oder versuchen, die psychische Belastung alleine durchzustehen. Der erste Schritt ist, sich selbst ehrlich wahrzunehmen und gegebenenfalls das Gespräch mit Ärztinnen oder Therapeuten zu suchen. Auch Angehörige können einen wichtigen Beitrag leisten, indem sie Veränderungen ansprechen, aufmerksam bleiben und Unterstützung anbieten – ohne zu drängen.

Zur Behandlung stehen verschiedene Möglichkeiten offen. Leichtere depressive Verstimmungen oder Ängste können oft schon durch psychotherapeutische Begleitung, regelmäßige Bewegung, Struktur im Alltag und soziale Unterstützung verbessert werden. In schwereren Fällen kann eine medikamentöse Behandlung mit Antidepressiva sinnvoll sein – sorgfältig abgestimmt auf die übrige Parkinson-Medikation. Auch achtsamkeitsbasierte Verfahren, Entspannungstechniken und kreative Ausdrucksformen können dazu beitragen, den inneren Druck zu verringern und wieder Zugang zu eigenen Ressourcen zu finden.

Was dabei hilft, ist sehr individuell. Für den einen ist es ein regelmäßiger Spaziergang, für die andere das vertraute Gespräch, für wieder andere das Schreiben, Musizieren oder das stille Sitzen mit sich selbst. Wichtig ist, dass die Seele Raum bekommt – und dass die psychische Gesundheit mit derselben Sorgfalt betrachtet wird wie die körperliche.

Depression und Angst sind keine Schwäche, kein persönliches Scheitern und kein Zeichen mangelnder „Krankheitsbewältigung". Sie sind Teil des Krankheitsbildes – und zugleich Ausdruck der tiefen Berührung, die eine chronische Erkrankung im Leben eines Menschen hinterlässt. Der Umgang damit braucht Zeit, Mitgefühl, professionelle Begleitung – und vor allem die Erlaubnis, sich selbst ernst zu nehmen.

Denn wer der eigenen Dunkelheit mit Freundlichkeit begegnet, findet oft dort neue Kraft, wo er sie zuletzt vermutet hätte. Und manchmal beginnt Stabilität genau da, wo man lernt, sich selbst mit allem anzunehmen, was ist – auch mit der Unsicherheit, der Müdigkeit, der Angst. Nicht, um darin zu bleiben, sondern um von dort aus wieder weiterzugehen.

## 6.2 Psychotherapeutische Einzel- und Gruppentherapien

Die Diagnose Parkinson ist nicht nur eine medizinische, sondern auch eine existentielle Erfahrung. Sie konfrontiert mit dem Unvorhergesehenen, mit Kontrollverlust, mit dem Wandel der eigenen Lebensperspektive. Viele Betroffene erleben innere Konflikte, Ängste, Trauer, Überforderung oder ein Gefühl von Entfremdung – von sich selbst, vom Körper, vom gewohnten Alltag. In dieser Situation kann psychotherapeutische Begleitung helfen, die eigenen Gedanken und Gefühle besser zu verstehen, zu sortieren und wieder handlungsfähig zu werden.

Psychotherapie ist kein Zeichen von Schwäche – sie ist ein aktiver Schritt zu mehr Klarheit, innerer Stabilität und Selbstfürsorge. Sie bietet einen geschützten Raum, in dem all das Platz haben darf, was sonst oft keinen Ausdruck findet: Sorgen, Unsicherheiten, Wut, Scham oder Hoffnungslosigkeit. Auch Angehörige profitieren oft davon, wenn sie Unterstützung erhalten – sei es gemeinsam oder in eigener Begleitung.

Je nach Anliegen, persönlicher Offenheit und aktueller Lebenssituation können verschiedene Therapieformen sinnvoll sein. Die häufigste Form ist die **Einzeltherapie** – ein regelmäßiger, vertrauensvoller Austausch mit einer Psychotherapeutin oder einem Psychotherapeuten. Hier geht es nicht nur darum, über Probleme zu sprechen, sondern darum, Verhaltensmuster zu erkennen, Denkroutinen zu hinterfragen und neue Wege im Umgang mit sich selbst und der Erkrankung zu entwickeln. Besonders bewährt haben sich verhaltenstherapeutische, psychodynamische und achtsamkeitsbasierte Ansätze – je nach Persönlichkeit und Bedarf.

Ein weiterer wertvoller Zugang ist die **Gruppentherapie.** In kleinen, therapeutisch geleiteten Gruppen treffen sich Menschen mit ähnlichen Erfahrungen – um miteinander ins Gespräch zu kommen, sich gegenseitig zu stärken und voneinander zu lernen. Gerade der Austausch mit anderen Betroffenen kann entlastend sein: zu merken, dass man mit bestimmten Gedanken oder Ängsten nicht allein ist, dass andere ähnliche Phasen durchleben, ähnliche Fragen stellen, ähnliche Erfolge oder Rückschläge erlebt haben. Gruppentherapie bietet Halt, Struktur und oft auch neue Impulse – und sie kann helfen, Isolation zu durchbrechen und soziale Kompetenzen zu stärken. Einige Gruppen sind offen für Gespräch und Erfahrungsaustausch, andere haben einen thematischen Fokus – etwa auf Krankheitsbewältigung, Stressregulation, Achtsamkeit oder Trauerarbeit. Auch Angehörigengruppen können eine wichtige

Ressource sein, um mit der Belastung besser umzugehen und sich gegenseitig zu entlasten.

Welche Therapieform am besten passt, hängt von vielen Faktoren ab: vom persönlichen Bedürfnis nach Nähe oder Distanz, vom Krankheitsstadium, von der Mobilität, aber auch von der regionalen Verfügbarkeit. Wichtig ist, sich nicht entmutigen zu lassen, wenn es nicht gleich „passt". Die therapeutische Beziehung ist entscheidend – sie braucht Vertrauen, Offenheit und manchmal auch etwas Geduld.

Psychotherapie bedeutet nicht, die Krankheit „wegzureden" oder eine bestimmte Haltung einzuüben. Sie bedeutet, dem eigenen Erleben Raum zu geben, die Beziehung zur eigenen Geschichte zu überdenken und mit der Veränderung zu leben, ohne sich selbst zu verlieren. Sie kann helfen, neue Lebensperspektiven zu entwickeln, auch wenn die äußeren Umstände sich nicht mehr vollständig kontrollieren lassen.

Denn innere Beweglichkeit ist oft das, was bleibt – und was neue Kraft freisetzen kann, gerade dort, wo der Körper an Grenzen stößt. Und manchmal entsteht genau in dieser Tiefe ein neues Verständnis von Stärke: nicht als Funktion, sondern als Fähigkeit, mit dem zu leben, was ist – und darin sich selbst zu begegnen.

## 6.3   Achtsamkeitsbasierte Stressbewältigung (MBSR)

Wer mit Parkinson lebt, erlebt oft einen Alltag voller Spannungen – körperlich, geistig, emotional. Bewegungen brauchen mehr Konzentration, Gedanken kreisen um Diagnosen, Medikamente, Zukunftssorgen. Hinzu kommt die unterschwellige Angst vor Kontrollverlust, vor Sichtbarkeit der Symptome, vor sozialem Rückzug. Inmitten all dessen kann die Fähigkeit, einen Moment der inneren Ruhe zu finden, zu einer unschätzbaren Ressource werden. Genau hier setzt **MBSR** an – ein achtsamkeitsbasierter Weg, um mit Stress, Unsicherheit und Schmerz auf neue Weise umzugehen.

MBSR steht für *Mindfulness-Based Stress Reduction*, auf Deutsch: Achtsamkeitsbasierte Stressreduktion. Das Programm wurde in den 1970er Jahren von Jon Kabat-Zinn an der Universitätsklinik in Massachusetts entwickelt – ursprünglich für Menschen mit chronischen Schmerzen und Belastungserkrankungen. Seitdem hat es sich weltweit verbreitet und bewährt – auch im Umgang mit neurologischen Erkrankungen wie Parkinson.

Im Kern geht es bei MBSR nicht darum, Symptome zu beseitigen oder den „richtigen" Weg zu finden, sondern darum, die eigenen Erfahrungen offen und nicht wertend wahrzunehmen. Was fühle ich gerade? Wie atme ich? Wie fühlt sich mein Körper von innen an? Was kommt – und was vergeht wieder? Es ist eine Haltung der bewussten Gegenwärtigkeit, die nicht ändern oder verbessern will, sondern *einfach da ist* – mit freundlicher Aufmerksamkeit, auch gegenüber dem Schwierigen.

Ein typisches MBSR-Training dauert acht Wochen und umfasst neben der Theorie verschiedene Übungen: den *Body Scan* (eine achtsame Reise durch den Körper), sanftes achtsames Yoga, stille Meditationen und kurze Impulse zur Selbstreflexion. Ergänzt wird dies durch den Austausch in der Gruppe und Anregungen zur Integration in den Alltag. Ziel ist nicht, bestimmte Ergebnisse zu erzielen, sondern die Fähigkeit zu stärken, sich selbst mit mehr Klarheit, Ruhe und innerer Stabilität zu begegnen.

Gerade für Menschen mit Parkinson kann dieser Ansatz entlastend sein. Achtsamkeit kann helfen, den Körper differenzierter wahrzunehmen, frühe Signale von Anspannung oder Erschöpfung rechtzeitig zu erkennen und weniger in Widerstand gegen das Unvermeidliche zu geraten. Auch der Umgang mit Freezing, mit Zittern, mit der inneren Unruhe lässt sich durch

Achtsamkeit nicht kontrollieren – aber begleiten. Und in dieser Begleitung liegt oft eine neue Form von Freiheit.

Die Wirkung von MBSR ist gut untersucht. Zahlreiche Studien zeigen, dass regelmäßige Achtsamkeitspraxis Stress reduziert, Schlaf und Stimmung verbessert, das Schmerzempfinden verändert und die Lebensqualität steigert. Auch bei Parkinson gibt es erste Hinweise darauf, dass achtsamkeitsbasierte Verfahren zur besseren Bewältigung beitragen können – nicht im Sinne einer Heilung, sondern als Form innerer Selbstregulation.

MBSR ist für fast alle Menschen geeignet – unabhängig von Alter, Vorerfahrung oder körperlicher Verfassung. Die Übungen können im Sitzen, Liegen oder Gehen durchgeführt werden, ganz im eigenen Tempo. Viele Kliniken, Volkshochschulen oder Gesundheitszentren bieten entsprechende Kurse an, inzwischen auch online. Wichtig ist dabei weniger die Technik als die Haltung: offen, neugierig, nicht bewertend – und bereit, sich selbst für ein paar Minuten am Tag freundlich zu begegnen.

Achtsamkeit ersetzt keine medizinische oder psychologische Behandlung. Aber sie kann ein stabilisierendes Fundament sein – ein innerer Raum, in dem man atmen kann, auch wenn draußen Sturm ist. Sie kann helfen, mit Parkinson zu leben, ohne sich ständig im Kampf mit ihm zu verlieren. Und sie kann erinnern, dass das Leben – trotz aller Einschränkungen – immer nur in einem Moment geschieht: im Jetzt.

## 6.4    Psychoedukation und Selbsthilfegruppen

Der erste Schritt zu mehr innerer Stabilität ist oft: verstehen, was geschieht. Viele Betroffene erleben nach der Diagnose Parkinson eine Mischung aus Erleichterung und Überforderung. Endlich gibt es eine Erklärung für die Veränderungen –

doch gleichzeitig tauchen neue Fragen auf, Unsicherheiten entstehen, manchmal auch Ängste. Genau hier setzt Psychoedukation an: als strukturierter Weg, um Wissen über die Erkrankung zu vermitteln, Symptome besser einzuordnen, Behandlungsmöglichkeiten verständlich zu machen – und so die eigene Selbstwirksamkeit zu stärken.

Psychoedukation ist weit mehr als reine Informationsweitergabe. Sie schafft Orientierung, fördert das Verständnis für körperliche und seelische Zusammenhänge und hilft, Missverständnisse, Schuldgefühle oder Ohnmachtserleben zu verringern. In einem guten psychoedukativen Rahmen – sei es im Einzelkontakt, in Gruppensettings oder in digitalen Formaten – wird die Erkrankung nicht nur erklärt, sondern in Beziehung zum konkreten Alltag gesetzt: Was bedeutet das für mich? Wie kann ich damit umgehen? Welche Hilfen stehen zur Verfügung – und wo liegt mein eigener Handlungsspielraum?

Gerade für Menschen mit Parkinson kann diese Form der aktiven Wissensaneignung besonders hilfreich sein. Je besser die Zusammenhänge zwischen motorischen und nicht-motorischen Symptomen, Medikamentenwirkung, Stress, Ernährung, Bewegung und psychischer Verfassung verstanden werden, desto leichter lassen sich individuelle Strategien für den Alltag entwickeln – und desto weniger übermächtig erscheint die Krankheit. Auch Angehörige profitieren von solchen Angeboten: Sie gewinnen Einblick in das Erleben der betroffenen Person – und lernen, wie sie sinnvoll unterstützen können, ohne sich selbst zu überfordern.

Ein weiterer tragender Pfeiler im psychologischen Umgang mit Parkinson sind **Selbsthilfegruppen**. Sie bieten Raum für offenen Austausch, für gegenseitige Ermutigung, für das Gefühl: „Ich bin nicht allein." Hier begegnen sich Menschen mit vergleichbaren Erfahrungen – ohne Masken, auf Augenhöhe, oft mit einer Ehrlichkeit, wie sie im Alltag nur selten möglich ist.

Solche Gruppen können entlasten – weil niemand erklären muss, wie sich ein Zittern anfühlt oder was es bedeutet, in der Öffentlichkeit plötzlich stehenzubleiben. Sie können motivieren – etwa zu mehr Bewegung, neuen Hobbys oder zum bewussteren Umgang mit Medikamenten. Und sie können stärken – durch das gemeinsame Lachen, durch geteiltes Wissen, durch stille Solidarität. Manche Gruppen laden Fachleute ein, organisieren Vorträge oder gemeinsame Aktivitäten. Andere konzentrieren sich auf das Gespräch, den Austausch, das Dasein. Wichtig ist, dass die Gruppe passt – in Ton, Atmosphäre und Tempo.

Wer sich auf eine Gruppe einlässt, wird häufig überrascht sein, wie wohltuend es ist, einfach verstanden zu werden – ohne sich rechtfertigen oder stark zeigen zu müssen. Auch Angehörigengruppen gewinnen an Bedeutung, denn auch sie brauchen Raum: für ihre Fragen, ihre Müdigkeit, ihre Verantwortung – und ihre eigenen Wege, mit der Situation umzugehen.

Viele Parkinson-Selbsthilfegruppen sind an Organisationen wie die Deutsche Parkinson Vereinigung e. V. angeschlossen oder kooperieren mit neurologischen Fachstellen. Auch digitale Gruppenangebote, Videotreffen oder moderierte Foren können eine hilfreiche Ergänzung sein – besonders für Menschen mit eingeschränkter Mobilität oder in ländlichen Regionen.

Psychoedukation und Selbsthilfe sind keine Therapien im engeren Sinne – aber sie haben eine zutiefst therapeutische Wirkung. Sie machen klüger, sicherer, ruhiger. Sie fördern Selbstvertrauen und Verständnis. Und sie erinnern daran, dass wir nicht allein sind. Dass es andere gibt, die Ähnliches erleben, ohne zu urteilen. Und dass geteiltes Wissen und gegenseitige Ermutigung manchmal mehr bewirken können als jede Maßnahme von außen.

## 6.5 Entspannungstechniken zum Stressabbau

Stress gehört zum Leben. Doch wenn er dauerhaft anhält, wird er zur Belastung – besonders für Menschen mit Parkinson, deren Nervensystem ohnehin stärker beansprucht ist. Körperliche Anspannung, innere Unruhe, unregelmäßiger Schlaf, Erschöpfung oder Reizbarkeit sind dann nicht nur Nebeneffekte, sondern Symptome eines überforderten Organismus. Entspannung ist in diesem Zusammenhang keine Nebensache. Sie ist ein gezieltes Gegenmittel – leicht zugänglich, wirkungsvoll und bei regelmäßiger Anwendung ein stiller Verbündeter im Umgang mit der Erkrankung.

Entspannungstechniken helfen dabei, das vegetative Nervensystem zu regulieren – insbesondere den *Parasympathikus*, der für Ruhe, Regeneration und Heilung zuständig ist. Gleichzeitig fördern sie die Körperwahrnehmung, senken Muskeltonus und Blutdruck, regulieren die Atmung und wirken sich positiv auf Konzentration, Schlafqualität und Stimmung aus. Für viele Betroffene ist das regelmäßige Üben ein wirksames Mittel, um das innere Gleichgewicht zu stärken – unabhängig davon, wie ausgeprägt die körperlichen Symptome gerade sind.

Zu den bewährten Methoden gehören unter anderem:

**Progressive Muskelentspannung (PME)** – eine leicht erlernbare Technik, bei der einzelne Muskelgruppen systematisch angespannt und wieder gelöst werden. Der Wechsel zwischen Spannung und Entspannung macht muskuläre Zustände bewusst – und führt Schritt für Schritt zu mehr Lockerheit. Die Methode eignet sich besonders gut bei innerer Unruhe oder Muskelverspannungen, da sie aktiv und körperbezogen ist, aber keine besondere Beweglichkeit erfordert.

**Atemübungen** – einfache Techniken zur Beruhigung des Nervensystems durch langsames, bewusstes Atmen. Eine verlängerte Ausatmung wirkt direkt auf das Stresszentrum im Gehirn.

Schon wenige Minuten täglicher Atemfokus – etwa das Zählen der Atemzüge oder das bewusste Spüren des Luftstroms – können einen spürbaren Unterschied machen.

**Autogenes Training** – eine Form der Selbsthypnose, bei der durch formelhafte Wiederholungen („Mein rechter Arm ist ganz schwer ...") ein Zustand tiefer Entspannung erzeugt wird. Besonders hilfreich für Menschen, die gedanklich stark eingespannt oder reizempfindlich sind.

**Achtsamkeit und Meditation** – stille Verfahren, bei denen die Aufmerksamkeit bewusst auf den gegenwärtigen Moment gerichtet wird. Sie fördern Gelassenheit, Klarheit und die Fähigkeit, mit schwierigen Gedanken oder Gefühlen nicht reflexhaft zu reagieren. Auch bei Parkinson können sie helfen, innere Unruhe zu verringern und die Wahrnehmung des Körpers zu verbessern (siehe auch Kapitel 6.3 zu MBSR).

**Klangreisen, Fantasiereisen und Musikentspannung** – Methoden, die mit inneren Bildern, beruhigenden Klängen oder gesprochenen Texten arbeiten. Sie eignen sich besonders für Menschen, die über das Hören leichter Zugang zu Ruhe und Imagination finden.

Die Wirkung all dieser Verfahren entfaltet sich nicht auf Knopfdruck – sondern mit regelmäßiger Anwendung. Schon wenige Minuten am Tag können reichen, wenn sie bewusst erlebt werden. Entscheidend ist nicht die Technik, sondern die Haltung: Offenheit, Neugier und der Verzicht auf Bewertung. Es geht nicht darum, „perfekt zu entspannen", sondern darum, sich selbst inmitten des Alltags immer wieder einen Moment der Zuwendung zu schenken.

Viele Übungen lassen sich in den Alltag integrieren – etwa als kurze Pause zwischen Tätigkeiten, als Abendritual vor dem Schlafengehen oder als Morgenimpuls zum Ankommen im Tag. Zahlreiche kostenlose Anleitungen sind als Audio oder

Video im Netz verfügbar. Auch Krankenkassen bieten regelmäßig Kurse an, die den Einstieg erleichtern.

Entspannung ist kein Luxus. Sie ist ein Akt der Selbstfürsorge – leise, aber wirkungsvoll. Für Menschen mit Parkinson bedeutet sie oft mehr als nur Erholung: Sie schafft Stabilität in einem veränderlichen Körper, gibt Sicherheit in Momenten der Überforderung und erinnert daran, dass in der Ruhe nicht Stillstand liegt, sondern Kraft.

## 6.6 Mentale Stärke aufbauen: Ziele setzen und erreichen

Mit der Diagnose Parkinson scheint für viele Betroffene zunächst vieles aus dem Gleichgewicht zu geraten: Pläne werden infrage gestellt, der Alltag verändert sich, das Gefühl der Selbstbestimmung wird erschüttert. Und doch zeigt sich gerade in solchen Momenten, wie wichtig es ist, ein inneres Fundament zu haben – etwas, das Halt gibt, Orientierung schafft und durch schwierige Phasen trägt. Mentale Stärke bedeutet nicht, immer stark sein zu müssen. Sie bedeutet, sich selbst ernst zu nehmen, bewusst zu wählen, wohin man seine Energie lenkt – und mit Klarheit und Nachsicht auf die eigenen Möglichkeiten zu schauen.

Ein zentraler Bestandteil dieser inneren Stärke ist die Fähigkeit, sich **Ziele zu setzen**. Das bedeutet nicht, große Lebenspläne zu entwerfen oder sich unter Druck zu setzen, sondern bewusst zu formulieren, was einem wichtig ist. Ziele geben dem Tag Richtung, dem Handeln Sinn und dem eigenen Tun Gewicht. Sie helfen, den Fokus nicht ausschließlich auf das zu richten, was nicht mehr möglich ist – sondern auf das, was trotz Einschränkungen gestaltet werden kann.

Wichtig dabei ist: Ziele sollten realistisch, flexibel und an der persönlichen Lebenssituation orientiert sein. Wer sich vornimmt, täglich eine Stunde Sport zu treiben, wird schnell frustriert sein – wer sich aber vornimmt, sich täglich zehn Minuten bewusst zu bewegen, kann das als Erfolg erleben. Kleine, erreichbare Schritte stärken das Selbstvertrauen und machen Mut, weiterzugehen.

Hilfreich kann es sein, Ziele konkret zu formulieren: Was genau möchte ich erreichen? Wie kann ich anfangen? Was ist mein nächster Schritt – heute, diese Woche, in diesem Monat? Wer seine Vorhaben aufschreibt oder mit anderen teilt, macht sie verbindlicher. Gleichzeitig darf Veränderung Zeit brauchen. Es ist erlaubt, Pläne zu überdenken, Pausen einzulegen oder Umwege zu gehen. Auch das ist Ausdruck mentaler Stärke: die Fähigkeit, flexibel zu bleiben, ohne das Wesentliche aus den Augen zu verlieren.

Ein weiteres wichtiges Element ist die Wertorientierung. Ziele machen dann besonders viel Sinn, wenn sie mit den eigenen Werten verbunden sind – also mit dem, was einem im Innersten wichtig ist: Gesundheit, Gemeinschaft, Unabhängigkeit, Kreativität, Sinn. Wer sich fragt: *Wofür lohnt es sich, morgens aufzustehen?* – kommt oft auf Antworten, die jenseits der Krankheit liegen. Diese Antworten können zu inneren Ankern werden, die auch in schwierigen Phasen tragen.

Mentale Stärke bedeutet auch, Rückschläge auszuhalten – und wieder aufzustehen. Sie bedeutet, nicht an jedem Tag gleich motiviert zu sein, aber dennoch weiterzugehen. Sie hat mit Selbstmitgefühl zu tun, mit der Fähigkeit, freundlich mit sich selbst zu bleiben – gerade dann, wenn es nicht wie geplant läuft. Und sie wächst mit jeder Erfahrung, die zeigt: Ich kann etwas bewirken. Ich kann Entscheidungen treffen. Ich bin Teil meines Lebens – auch mit Parkinson.

Wer lernt, sich kleine Ziele zu setzen, sie im eigenen Tempo zu verfolgen und dabei immer wieder die Verbindung zu den eigenen Werten zu suchen, entwickelt nicht nur

Handlungsspielraum – sondern auch inneren Halt. Und manchmal wird aus einem kleinen Schritt ein neuer Weg: nicht zurück ins Alte, sondern weiter ins Leben.

## 6.7 Starke soziale Bindungen aufbauen und pflegen

Eine der stärksten Kräfte im Leben – gerade in Zeiten von Krankheit und Unsicherheit – ist das Gefühl, nicht allein zu sein. Beziehungen tragen uns, erinnern uns an unser Menschsein und geben Halt, wenn die Welt sich zu schnell bewegt. Für Menschen mit Parkinson sind stabile soziale Bindungen nicht nur emotional wichtig, sondern auch gesundheitlich wirksam: Sie schützen vor Einsamkeit, beugen Depressionen vor, geben Struktur – und stärken ganz konkret das Immunsystem und die psychische Belastbarkeit.

Doch genau diese Beziehungen geraten oft unter Druck, wenn die Krankheit fortschreitet. Scham, Rückzug, das Gefühl, zur Last zu fallen oder nicht mehr „mitzuhalten", können dazu führen, dass sich Betroffene mehr und mehr isolieren. Auch Angehörige sind häufig überfordert, verunsichert oder selbst belastet – was zu Missverständnissen, emotionaler Distanz oder Sprachlosigkeit führen kann. Umso wichtiger ist es, das Thema Beziehung bewusst in den Blick zu nehmen – nicht als „soziale Pflicht", sondern als Ressource.

Soziale Bindung beginnt im Kleinen: ein Gespräch, ein kurzer Besuch, eine gemeinsame Mahlzeit, ein Anruf. Wichtig ist nicht die Quantität der Kontakte, sondern ihre Qualität. Wer sich in einem Kontakt gesehen, gehört und ernst genommen fühlt, erfährt Zugehörigkeit – unabhängig davon, wie oft man sich sieht oder wie lange das Gespräch dauert. Auch kleine, regelmäßige Gesten können helfen, Verbindung aufrechtzuerhalten: eine Nachricht, ein geteiltes Foto, ein „Ich denke an dich".

Manchmal braucht es Mut, offen über die Krankheit zu sprechen – über Ängste, über Grenzen, über Bedürfnisse. Viele Konflikte entstehen nicht durch bösen Willen, sondern durch Unsicherheit oder Unwissen. Ein ehrliches, achtsames Gespräch kann viel klären und neue Nähe ermöglichen. Offenheit schafft Vertrauen – und nimmt oft beiden Seiten die Last, so tun zu müssen, als sei alles wie früher.

Ebenso bedeutsam ist es, **Beziehungen aktiv zu gestalten**. Neue soziale Räume zu finden – etwa in Selbsthilfegruppen, Freizeitkursen, Ehrenämtern oder digitalen Gemeinschaften – kann neue Energie freisetzen. Auch generationsübergreifende Kontakte oder Freundschaften außerhalb der „eigenen Blase" bringen oft frischen Wind und unerwartete Nähe. Wer bereit ist, sich zu zeigen, gibt anderen die Chance, in Kontakt zu treten.

Nicht zuletzt ist auch die Beziehung zu sich selbst eine Form der sozialen Bindung. Wer sich selbst mit Freundlichkeit begegnet, mit sich im Gespräch bleibt und sich erlaubt, Bedürfnisse zu äußern, schafft die Grundlage für stabile Außenbeziehungen. Selbstfürsorge ist nicht egoistisch – sie ist Voraussetzung für jede gelingende Verbindung nach außen.

Starke soziale Bindungen müssen nicht perfekt sein. Sie leben von Authentizität, von Gegenseitigkeit und von dem Vertrauen, dass man sich auch mit Schwäche zeigen darf. In einer Welt, in der so vieles auf Leistung ausgerichtet ist, bleibt die Qualität unserer Beziehungen eines der wichtigsten Fundamente für Lebensqualität – gerade mit einer chronischen Erkrankung.

Verbunden zu sein heißt nicht, immer verfügbar oder gleich zu sein. Es heißt: Anteil nehmen und geben. Mitfühlen, ohne zu retten. Zuhören, ohne zu urteilen. Und sich immer wieder gegenseitig daran erinnern, dass es leichter wird, wenn man den Weg gemeinsam geht.

## 6.8 Regelmäßige Pausen und Erholung planen

Der Alltag mit Parkinson verlangt viel – vom Körper, vom Geist und von der Seele. Bewegungen brauchen mehr Konzentration, Routinen kosten mehr Energie, emotionale Belastungen zehren im Hintergrund. Viele Betroffene – und auch ihre Angehörigen – erleben, dass sie kaum noch zur Ruhe kommen: weil der Tag durchgetaktet ist, weil Arzttermine, Medikamente, Trainingseinheiten und Sorgen kaum Pausen lassen. Und doch ist gerade diese Ruhe zentral – nicht als Luxus, sondern als Notwendigkeit.

**Pausen sind kein Stillstand**, sondern aktive Regenerationsphasen. Sie helfen dem Körper, sich zu erholen, dem Geist, sich neu zu sammeln, und der Seele, wieder Boden unter den Füßen zu spüren. Wer regelmäßig innehält, unterbricht den Dauerstrom aus Reizen, Aufgaben und innerem Druck – und stärkt damit langfristig die eigene Widerstandskraft.

Dabei geht es nicht nur um Schlaf oder klassische Erholung im engeren Sinne. Auch kurze, bewusst gesetzte Unterbrechungen im Tagesverlauf – ein Moment der Stille, ein Gang ins Freie, ein warmes Getränk, fünf Minuten Musik oder einfach das bewusste Nichtstun – können eine spürbare Wirkung entfalten. Entscheidend ist nicht die Dauer, sondern die Qualität der Pause: **Bin ich bei mir – oder funktioniere ich weiter im Kopf, während ich äußerlich ruhe?**

Besonders hilfreich ist es, Pausen im Alltag **aktiv einzuplanen** – als festen Bestandteil des Tages, nicht nur „wenn noch Zeit ist". Viele Menschen profitieren davon, mit kleinen Zeitfenstern zu arbeiten: fünf bis zehn Minuten pro Stunde aufstehen, sich strecken, bewusst durchatmen, den Blick schweifen lassen. Auch größere Ruhephasen – etwa am Nachmittag oder am Abend – können bewusst gestaltet werden: mit einem Ritual, das den Übergang markiert, sei es eine Tasse Tee, ein Spaziergang oder ein kurzer Bodyscan. Neben der täglichen Mikroerholung ist es ebenso wichtig, **regelmäßige Auszeiten auf größerer Ebene** zu schaffen – einen Tag in der Woche, der weniger strukturiert ist, ein Wochenende ohne Termine, vielleicht auch ein Kurzurlaub, eine kleine Reise oder ein bewusster Rückzug ins Grüne. Für Angehörige gilt das ebenso: Auch sie brauchen Zeiten, in denen sie nicht nur kümmern, sondern auch auftanken dürfen – ohne schlechtes Gewissen.

Erholung bedeutet auch, zu spüren, was mir persönlich guttut. Für den einen ist es das Alleinsein, für die andere das Gespräch. Manche finden Ruhe in der Natur, andere in Musik, in Bewegung oder in Stille. Wichtig ist, dass diese Zeiten als **wertvoll und notwendig** anerkannt werden – nicht als Ausweichmanöver, sondern als Teil eines gesunden Umgangs mit einer chronischen Erkrankung.

Pausen sind Momente der Selbstbegegnung. In ihnen kann neue Kraft entstehen – leise, langsam, oft unbemerkt, aber tragfähig. Sie erinnern daran, dass Gesundheit nicht nur aus Tun besteht, sondern auch aus Lassen. Und dass der Weg mit Parkinson nicht im Tempo, sondern in der Achtsamkeit seinen Halt findet.

### 6.9 Humor als Ressource zur Krankheitsbewältigung

Wer über Parkinson spricht, denkt nicht zuerst an Humor. Die Erkrankung bringt viele Herausforderungen mit sich, sie verlangt Anpassung, Kraft, Geduld. Und doch gibt es Momente, in denen ein aufrichtiges Lachen wie ein Lichtstrahl wirkt – befreiend, verbindend, heilend. Humor ist keine Lösung, aber er kann den Blick weiten. Er schafft Distanz zum Problem, ohne es zu verharmlosen. Er bricht die Schwere, ohne die Tiefe zu verlieren. Und er erinnert daran, dass Menschsein mehr ist als Kranksein.

Viele Betroffene berichten, dass ihr Humor sie durch die schwierigsten Zeiten getragen hat – nicht als Verweigerung der Realität, sondern als Antwort auf sie. Wer über sich selbst lachen kann, nimmt sich ernst – aber nicht zu schwer. Wer mit anderen lachen kann, durchbricht Einsamkeit, baut Brücken, löst Spannungen. Und wer lernt, auch das Absurde, Schräge oder Schrullige im eigenen Alltag zu sehen, findet oft eine neue Form von Freiheit: die Freiheit, nicht perfekt sein zu müssen.

Gerade im Umgang mit chronischen Krankheiten kann Humor eine wichtige Ressource sein. Er fördert Kreativität, stärkt das Immunsystem, reduziert Stresshormone und verbessert die Atmung. Auch die Beziehung zu sich selbst verändert sich, wenn das Lachen wieder Raum bekommt: Es entsteht eine freundliche Selbstsicht, die Fehler, Schwächen und Pannen nicht dramatisiert, sondern integriert.

Dabei geht es nicht um gespielte Fröhlichkeit oder darum, das Schwere wegzulächeln. Echte Heiterkeit ist tief verbunden mit der Fähigkeit, Schmerz zuzulassen. Oft entsteht sie gerade *nach* dem Weinen, wenn die Spannung sich löst. Manchmal reicht ein absurder Gedanke, ein Wortspiel, ein Missgeschick – und plötzlich wird sichtbar, wie bunt und eigenwillig das Leben trotz allem ist.

Auch in der Therapie kann Humor eine Rolle spielen – etwa in der Psychotherapie, in der Musik- oder Clownarbeit, in kreativen Gruppen oder in der Arbeit mit Humortrainings. In vielen Selbsthilfegruppen gehört das Lachen ganz selbstverständlich dazu. Und wer einmal erlebt hat, wie aus einer ernsten Gesprächsrunde ein befreiendes, gemeinsames Lachen wird, weiß: Hier geschieht etwas, das keine Tablette leisten kann.

Humor lässt sich nicht erzwingen – aber er lässt sich pflegen. Durch den Blick für das Komische im Alltag, durch das

Erzählen kleiner Anekdoten, durch bewusstes Spiel mit Sprache, durch das Aufsuchen heiterer Gesellschaft oder humorvoller Medien. Auch das bewusste Sammeln von „heiteren Momenten des Tages" kann helfen, den inneren Blick zu schulen: Was hat mich heute zum Schmunzeln gebracht?

Manchmal ist Humor das letzte, was bleibt – und gerade deshalb das Erste, was wieder aufrichtet. Er macht die Dinge nicht kleiner, aber er macht uns größer. Und so kann das Lachen – leise oder laut, mit anderen oder mit sich selbst – zu einer Form von Würde werden. Einer, die sagt: Ich bin mehr als meine Diagnose. Ich bin ein Mensch mit Ecken, Fehlern, Störungen – und mit dem Mut, trotzdem über mich selbst zu schmunzeln.

## 6.10  Kognitive Verhaltenstherapie (KVT) bei Parkinson

Die Parkinson-Erkrankung verändert nicht nur den Körper – sie fordert auch psychisch. Viele Betroffene kämpfen mit negativen Gedanken, Sorgen um die Zukunft, Selbstzweifeln oder einem Gefühl der inneren Überforderung. Gerade in solchen Phasen kann eine psychotherapeutische Begleitung entlastend und klärend wirken. Eine der wirksamsten und am besten erforschten Methoden in diesem Bereich ist die **Kognitive Verhaltenstherapie (KVT).**

Im Zentrum der KVT steht die Erkenntnis, dass unsere Gedanken, Gefühle und Verhaltensweisen eng miteinander verknüpft sind – und dass wir durch gezielte Veränderungen in einem Bereich auch die anderen beeinflussen können. Wer beispielsweise in belastenden Situationen immer wieder denkt: „Ich schaffe das sowieso nicht", fühlt sich nicht nur entmutigt, sondern verhält sich oft auch entsprechend zurückhaltend oder passiv. Die KVT setzt genau hier an: Sie hilft, solche automatisierten Gedankenmuster zu erkennen, zu hinterfragen – und durch hilfreichere, realistischere Sichtweisen zu ersetzen.

Der **Umgang mit negativen Gedanken und Gefühlen** gehört dabei zu den wichtigsten Bausteinen der KVT. Ziel ist es nicht, schwierige Gefühle wie Angst, Trauer oder Frustration zu verdrängen, sondern sie in einem neuen Licht zu sehen: als Reaktion auf bestimmte Bewertungen – nicht als unvermeidliches Schicksal. Durch gezielte Gesprächsarbeit, Tagebücher oder gedankliche Übungen lernen Betroffene, ihre inneren Monologe bewusster wahrzunehmen, zu benennen und Schritt für Schritt zu verändern. Das schafft Abstand – und oft auch Erleichterung.

Gleichzeitig wird in der KVT großer Wert auf die **Förderung positiver Verhaltensweisen** gelegt. Denn Gedanken allein verändern wenig, wenn sie nicht auch im Alltag erlebbar werden. Viele Menschen mit Parkinson ziehen sich aus Angst, Scham oder Erschöpfung mehr und mehr zurück. Die KVT arbeitet aktiv daran, neue Handlungsmöglichkeiten zu erschließen: kleine Schritte in Richtung Aktivität, soziale Teilhabe, Selbstfürsorge oder Freude. Oft beginnt das ganz pragmatisch – mit dem Aufbau eines Tagesplans, der Platz lässt für angenehme Tätigkeiten und positive Erlebnisse, selbst wenn sie klein erscheinen.

Ein weiterer zentraler Schwerpunkt ist die **Entwicklung von Stressbewältigungsstrategien**. Da chronische Erkrankungen fast immer mit einem erhöhten Stressniveau einhergehen, geht es in der KVT darum, Warnsignale früh zu erkennen, Entlastung zu organisieren und hilfreiche Denk- und Handlungsmuster zu fördern. Hier spielen auch Elemente wie Achtsamkeit, Atemregulation, Zeitmanagement oder Kommunikationstechniken eine Rolle. Ziel ist nicht, Stress ganz zu vermeiden – sondern ihn besser zu verstehen und gezielter zu steuern.

In der konkreten Praxis bietet die KVT eine Vielzahl **praktischer Ansätze**, die auf die individuellen Bedürfnisse der Betroffenen abgestimmt werden. Dazu gehören unter anderem das Führen von Gedankenprotokollen, das Erlernen von Problemlösestrategien, Rollenspiele zum Umgang mit schwierigen Situationen, Visualisierungsübungen oder Verhaltensexperimente. Auch die Einbindung von Angehörigen kann ein wichtiger Bestandteil sein – besonders wenn es um die Förderung gemeinsamer Ressourcen oder die Verbesserung des Miteinanders geht. Die Kognitive Verhaltenstherapie ersetzt keine medizinische Behandlung – aber sie ergänzt sie sinnvoll. Sie stärkt das Gefühl von Selbstwirksamkeit, vermittelt konkrete Werkzeuge für den Alltag und hilft, die eigene Perspektive auf das Leben mit Parkinson zu erweitern. Und manchmal reicht schon ein kleiner gedanklicher Perspektivwechsel, um sich wieder handlungsfähig zu fühlen. Denn auch in einer veränderten Lebenssituation bleibt die Fähigkeit, zu denken, zu fühlen und zu handeln – und damit die Möglichkeit, dem Leben eine neue Richtung zu geben.

### 6.11 Unterstützung durch nationale und internationale Parkinson-Organisationen

Kein Mensch muss Parkinson allein bewältigen. In vielen Ländern haben sich in den letzten Jahrzehnten starke Netzwerke gebildet, in denen sich Betroffene, Angehörige, Fachleute und Engagierte gemeinsam für mehr Lebensqualität, bessere Aufklärung und praktische Unterstützung einsetzen. Diese **Parkinson-Organisationen**, sowohl national als auch international, sind zu wichtigen Anlaufstellen geworden – für Information, Austausch, Förderung und Hoffnung.

Im deutschsprachigen Raum gibt es eine Vielzahl engagierter Organisationen, die Menschen mit Parkinson und ihre Angehörigen unterstützen – durch Information, Austausch, Beratung und politische Interessenvertretung. In Deutschland ist die

**Deutsche Parkinson Vereinigung e. V. (dPV)** eine der größten Selbsthilfeorganisationen für Betroffene und ihre Familien. Sie bietet nicht nur umfangreiches Informationsmaterial zur Krankheit und ihrer Behandlung, sondern auch ein dichtes Netz von regionalen Selbsthilfegruppen, Rechtsberatung, Schulungen und Veranstaltungen. Besonders wertvoll ist der persönliche Kontakt vor Ort – von Mensch zu Mensch, getragen von Erfahrung und Engagement.

Ergänzt wird dieses Angebot durch die **Parkinson Stiftung**, die sich auf Forschungsförderung, Prävention und gesellschaftliche Aufklärung konzentriert. Sie setzt Impulse für eine moderne, integrierte Versorgung und unterstützt sowohl Betroffene als auch Fachleute mit aktuellen Erkenntnissen und Projekten.

Ein relativ neuer, aber wachsender Bereich sind die **regionalen Parkinsonnetzwerke**. Sie vernetzen Ärztinnen, Therapeuten, Pflegekräfte und Patienten miteinander, um eine verbesserte, wohnortnahe Versorgung zu ermöglichen – praxisnah, interdisziplinär und mit starkem Bezug zum Alltag der Erkrankten.

Auch in **Österreich** existieren wichtige Anlaufstellen. Die **Österreichische Parkinson Gesellschaft (ÖPG)** wendet sich primär an medizinische und therapeutische Fachpersonen, stellt aber auch verlässliche Informationen für Betroffene zur Verfügung. Für den direkten Austausch und die psychosoziale Begleitung von Erkrankten und Angehörigen ist die **Parkinson Selbsthilfe Österreich** eine zentrale Plattform. Sie fördert Gruppentreffen, Bewegungsangebote und die Entwicklung von Bewältigungsstrategien – getragen vom Prinzip der gegenseitigen Unterstützung und des offenen Gesprächs.

In der **Schweiz** bietet die Organisation **Parkinson Schweiz** ein breites, mehrsprachiges Angebot: individuelle Beratung, regionale Gruppen, Fachveranstaltungen, Kurse und telefonische

Unterstützung. Dabei richtet sie sich sowohl an Betroffene als auch an Angehörige und Fachpersonen. Besonders hervorzuheben ist der niederschwellige Zugang – sei es durch persönliche Gespräche, Online-Angebote oder Informationsbroschüren in mehreren Landessprachen.

Diese Organisationen sind mehr als Informationsstellen – sie sind Orte der Begegnung, der Ermutigung und des gemeinsamen Weiterdenkens. Sie machen deutlich: Parkinson ist eine individuelle Erkrankung, aber niemand muss den Weg allein gehen. Wer Anschluss an eine dieser Gemeinschaften findet, kann nicht nur von Wissen und Erfahrung profitieren, sondern auch neue Kraft schöpfen – aus der Verbindung mit anderen, die ähnliche Wege gehen.

Auch international gibt es starke Organisationen, die Informationen bündeln, Austausch fördern und Forschung vernetzen. Viele dieser Organisationen bieten mehrsprachige Informationsportale, Webinare, Podcasts oder Online-Communities an, in denen sich Betroffene grenzüberschreitend vernetzen können.

Diese Netzwerke schaffen mehr als nur Information: Sie geben Halt. Denn wer sich einer Gemeinschaft anschließt, in der andere ähnliche Wege gehen, erfährt oft eine ganz neue Form der Ermutigung. Nicht jede Erfahrung lässt sich im direkten Umfeld teilen – aber in einem geschützten Raum, in dem Parkinson kein Tabu ist, entsteht etwas, das im Alltag oft fehlt: das Gefühl, verstanden zu werden, ohne viel erklären zu müssen.

Auch für Angehörige bieten die Organisationen wertvolle Angebote – von Austauschgruppen über juristische Beratung bis hin zu Resilienztrainings oder Onlinekursen. Gerade die Verbindung von Erfahrungswissen und professioneller Begleitung macht diese Angebote so besonders: praxisnah, lebensnah und immer offen für individuelle Lebensrealitäten.

Wer auf der Suche nach Orientierung, Austausch oder neuen Perspektiven ist, findet in diesen Organisationen starke Partner – nicht als Ersatz für ärztliche oder therapeutische Begleitung, sondern als lebendige Ergänzung. Denn Parkinson betrifft nicht nur den Körper – sondern das ganze Leben. Und genau hier setzen diese Netzwerke an: unterstützend, vernetzend, bestärkend.

**Kapitel 7:** **Fortschritte in der Forschung und innovative Ansätze**

Die Parkinson-Krankheit ist seit Jahrhunderten bekannt, doch bis heute gibt sie der Medizin zahlreiche Rätsel auf. Warum erkranken manche Menschen, andere nicht? Welchen Anteil haben Gene, Umwelt, Lebensstil? Wie lässt sich die Krankheit stoppen – nicht nur symptomatisch behandeln? Diese Fragen treiben Forscherinnen und Forscher weltweit an, immer neue Ansätze zu entwickeln und zu testen. Viele Projekte schreiten spürbar voran, und neben klassischen Therapieverfahren rücken zunehmend **innovative Methoden** in den Fokus.

Dieser Fortschritt zeigt sich auf unterschiedlichen Ebenen. In den **Neurobiowissenschaften** wird intensiv an möglichen **Gentherapien** gearbeitet, die defekte oder fehlgeleitete Abläufe im Gehirn korrigieren sollen. Zugleich entwickelt die Pharmakologie neue **Medikamente**, die den Dopaminhaushalt genauer regulieren, den Krankheitsverlauf verlangsamen oder Begleitsymptome mildern könnten. Auch die **Tiefe Hirnstimulation** wird immer präziser – dank moderner Implantate, die gezielter auf Hirnareale wirken und gleichzeitig schonender zu Gewebe und Organismus sind.

Ein zweiter Fokus liegt auf der **Früherkennung**. Denn je eher Parkinson erkannt wird, desto besser lassen sich Nervenzellen schützen. Forschende setzen hier auf *Biomarker* im Blut oder im Nervenwasser, auf hochauflösende **Bildgebung** und zunehmend auf **digitale Sensorik**, um feinste Bewegungsänderungen früh zu erkennen. Parallel entstehen **KI-gestützte Analysesysteme**, die in großen Datenmengen Muster entdecken und präzisere Diagnoseverfahren ermöglichen sollen.

Auch in der **Versorgung** gibt es spannende Neuerungen: interdisziplinäre Netzwerke, **Telemedizin**, Wearables und Apps, die Bewegungsabläufe aufzeichnen und an Fachzentren übermitteln, oder personalisierte **Pumpentherapien**, bei denen Dopamin-Vorstufen kontinuierlich ins Blut abgegeben werden. Die Idee dahinter ist stets, das Leben mit Parkinson ein Stück planbarer und unabhängiger zu machen – und auf den Einzelnen abgestimmte Therapien zu ermöglichen.

Daneben wächst das Bewusstsein, dass Parkinson weit mehr ist als nur eine Motorikstörung. **Psychische und kognitive Symptome**, Ernährung, Umweltfaktoren und Lebensstil gewinnen als Forschungsfelder zunehmend an Bedeutung. Dabei tragen internationale Teams und Stiftungen dazu bei, Forschungsprojekte zu finanzieren, zu vernetzen und Ergebnisse schneller in die klinische Praxis zu überführen.

Dieses Kapitel will einen Einblick geben in das, was die **Zukunft** der Parkinson-Behandlung ausmachen könnte – von bahnbrechenden Laborergebnissen bis hin zu solchen Innovationen, die bereits im klinischen Alltag ankommen. Es soll zugleich aufzeigen, dass es bei allen Fortschritten nicht nur um den technisch-medizinischen Fortschritt geht, sondern immer um den Menschen im Zentrum der Therapie. Denn jede Neuerung, jedes Experiment und jedes Pilotprojekt dient letztlich dem Ziel, das Leben mit Parkinson würdevoller, sicherer und lebenswerter zu machen.

## 7.1 Digitale Technologien und Wearables

Die Digitalisierung hat in den letzten Jahren nahezu alle Bereiche des Lebens verändert – und sie hält auch in der medizinischen Versorgung zunehmend Einzug. Für Menschen mit Parkinson eröffnet sie neue Möglichkeiten: Symptome genauer zu beobachten, Behandlungen besser abzustimmen, Wege zur Versorgung zu vereinfachen – und nicht zuletzt das Gefühl der Selbstwirksamkeit zu stärken. Digitale Technologien wie Apps, tragbare Sensoren (Wearables) oder telemedizinische Angebote können den Alltag erleichtern und zugleich helfen, den individuellen Verlauf der Erkrankung besser zu verstehen.

Ein zentrales Anwendungsfeld ist die **Bewegungsanalyse durch Wearables**. Kleine, am Körper getragene Sensoren – etwa in Uhren, Clips oder Schuhsohlen integriert – zeichnen Bewegungsmuster im Alltag auf. Sie erfassen Parameter wie Schrittfrequenz, Gangbild, Zittern, Freezing-Episoden oder Gleichgewichtsabweichungen. Auf diese Weise lassen sich Veränderungen frühzeitig erkennen, und Therapien können gezielter angepasst werden. Manche Systeme senden die Daten automatisch an Ärztinnen oder Therapeuten, andere stellen sie Betroffenen über eine App direkt zur Verfügung – transparent, datensicher und individuell interpretierbar.

Auch **Smartphone-Apps** gewinnen an Bedeutung. Sie dienen nicht nur der Selbstbeobachtung, sondern auch der strukturierten Dokumentation von Symptomen, Medikamenteneinnahme, Stimmung oder Schlafverhalten. Viele dieser Anwendungen bieten Erinnerungsfunktionen, Bewegungsübungen, Tagebuchfunktionen oder sogar digitale Testverfahren zur Erfassung kognitiver Fähigkeiten. Einige Apps arbeiten mit künstlicher Intelligenz, die typische Muster erkennt und mit früheren Daten vergleicht – um Entwicklungen sichtbar zu machen, die im Alltag leicht untergehen.

Ein weiteres wachsendes Feld ist die **telemedizinische Versorgung**. Sie ermöglicht es, ärztliche oder therapeutische Beratung ortsunabhängig wahrzunehmen – per Video, Chat oder integrierter Kommunikationsplattform. Gerade für Menschen mit eingeschränkter Mobilität oder in ländlichen Regionen ist das ein großer Vorteil. Verlaufskontrollen, Medikamentenanpassungen oder Schulungsgespräche lassen sich so flexibel gestalten – oft schneller, mit weniger Aufwand und trotzdem persönlich.

Besonders innovativ sind **vernetzte Systeme**, die verschiedene Datenquellen bündeln – etwa Bewegungsprofile, Medikationszeiten, Ernährungstagebücher und subjektive Rückmeldungen. Solche Systeme können dabei helfen, die Komplexität der Parkinson-Erkrankung besser zu erfassen – nicht nur punktuell beim Arztbesuch, sondern kontinuierlich im Lebenskontext des Einzelnen.

Natürlich haben auch digitale Technologien Grenzen. Nicht jede App ist qualitativ hochwertig, nicht jedes Gerät intuitiv bedienbar. Datenschutz, technische Barrieren oder mangelnde Erfahrung mit digitalen Medien können die Nutzung erschweren – vor allem für ältere Menschen. Daher ist es wichtig, dass neue Lösungen nicht nur innovativ, sondern auch **niedrigschwellig und alltagstauglich** sind. Schulungsangebote, verständliche Oberflächen und begleitende Unterstützung spielen dabei eine zentrale Rolle.

Dennoch zeigt sich: Wer bereit ist, sich mit digitalen Hilfsmitteln auseinanderzusetzen – sei es durch ein einfaches Bewegungstraining auf dem Tablet, eine Erinnerung ans Trinken per Smartphone oder eine telemedizinische Rücksprache mit der Neurologin – gewinnt oft ein Stück Selbstbestimmung zurück. Die Technik übernimmt dabei nicht die Kontrolle, sondern bietet Werkzeuge, die den Alltag strukturieren, den Verlauf transparenter machen und die Versorgung effizienter gestalten.

Digitale Technologien sind kein Ersatz für persönliche Zuwendung, aber sie können helfen, den Menschen in den Mittelpunkt der Versorgung zu rücken – durch bessere Information, mehr Beteiligung und eine individuellere Betreuung. Für viele ist das nicht nur eine technische Entwicklung, sondern ein Weg zu mehr Sicherheit und Teilhabe – auch mit Parkinson.

## 7.2 Personalisierte Medizin bei Parkinson

Parkinson ist nicht gleich Parkinson. Auch wenn die Diagnose denselben Namen trägt, verläuft die Erkrankung bei jedem Menschen anders: Die Symptome unterscheiden sich, das Tempo der Entwicklung variiert, die Reaktionen auf Medikamente sind individuell. Genau hier setzt das Konzept der **personalisierten Medizin** an – mit dem Ziel, nicht mehr nach dem Prinzip „eine Therapie für alle" zu behandeln, sondern auf die individuellen Voraussetzungen und Bedürfnisse jedes Einzelnen einzugehen.

Der Kern dieses Ansatzes besteht darin, die Erkrankung nicht nur als klinisches Syndrom zu betrachten, sondern als **biologisch und lebensweltlich einzigartigen Prozess**. Dazu gehört das Erfassen genetischer Dispositionen, biochemischer Marker, Umweltfaktoren, Lebensgewohnheiten und psychosozialer Bedingungen. Auf dieser Grundlage kann die Behandlung gezielter erfolgen – sei es durch eine besser abgestimmte Medikation, spezifische physiotherapeutische Maßnahmen oder psychosoziale Unterstützung, die sich am tatsächlichen Bedarf orientiert.

Ein wichtiges Element ist die **individuelle Medikamentenanpassung**. Viele Menschen mit Parkinson erleben, dass dieselbe Substanz bei einem anderen Betroffenen völlig unterschiedliche Wirkungen zeigt – sei es in der Dosis, im Wirkungseintritt oder im Nebenwirkungsprofil. Neue Methoden wie pharmakogenetische Tests sollen helfen, genau diese Unterschiede besser vorherzusagen und bereits im Vorfeld geeignete Medikamente auszuwählen. Ziel ist es, das sogenannte „Therapie-Tuning" zu verbessern – also weniger „Try and Error" und mehr gezielte Steuerung.

Auch in der **Diagnostik und Verlaufsbeobachtung** spielt die Personalisierung eine zunehmend wichtige Rolle. Moderne Bildgebungsverfahren, digitale Bewegungserfassungen oder Labortests mit Biomarkern ermöglichen eine präzisere Einordnung des individuellen Krankheitsbilds. So können etwa kognitive Veränderungen früh erkannt oder nicht-motorische Symptome gezielter begleitet werden – bevor sie zur ernsthaften Belastung werden.

Darüber hinaus ist personalisierte Medizin mehr als Technik – sie bedeutet auch, den Menschen als **aktiven Teil seiner Behandlung** zu begreifen. Was jemand braucht, wünscht, verträgt oder als hilfreich erlebt, lässt sich nicht allein aus Messwerten ablesen. Eine personalisierte Therapie setzt voraus, dass die Betroffenen mitreden, mitentscheiden und mitgestalten – in partnerschaftlichem Austausch mit Ärztinnen, Therapeuten und Angehörigen.

In der Forschung wird bereits an maßgeschneiderten Therapiekonzepten gearbeitet – etwa an **individuell programmierten Stimulationsverfahren, genetisch abgestimmten Medikamenten** oder **digitalen Plattformen**, die Therapieempfehlungen automatisch an den individuellen Verlauf anpassen. Auch die Kombination aus klassischen Therapieformen und neuen Ansätzen – wie Ernährung, Bewegung, kognitive Förderung oder psychosoziale Unterstützung – wird zunehmend auf die jeweilige Lebensrealität abgestimmt.

Natürlich stehen viele dieser Entwicklungen noch am Anfang. Es braucht valide Daten, sichere Verfahren und eine Struktur, die individuelle Medizin auch im Versorgungsalltag möglich macht. Doch die Richtung ist klar: Weg vom standardisierten Vorgehen – hin zu einem flexiblen, sensiblen und menschorientierten Behandlungsverständnis.

Personalisierte Medizin bedeutet: nicht mehr *nur* die Krankheit zu behandeln, sondern den Menschen in seiner ganzen Lebenswirklichkeit. Für Menschen mit Parkinson ist das ein Perspektivwechsel – und eine Chance, den eigenen Weg mit der Erkrankung aktiver, wirksamer und individueller zu gestalten.

## 7.3 Tiefe Hirnstimulation (THS)

Die Tiefe Hirnstimulation (THS), auch bekannt als „Hirnschrittmacher", gehört heute zu den bekanntesten und wirksamsten Behandlungsverfahren im fortgeschrittenen Stadium der Parkinson-Erkrankung. Dabei handelt es sich um ein neurochirurgisches Verfahren, bei dem feine Elektroden in bestimmte Regionen des Gehirns eingesetzt werden, um dort durch elektrische Impulse die krankheitsbedingte Fehlsteuerung der Nervenzellen zu regulieren. Für viele Betroffene bedeutet dieser Eingriff eine deutliche Verbesserung der Beweglichkeit, der Lebensqualität und der Unabhängigkeit im Alltag.

Die Idee hinter der THS ist ebenso einfach wie wirkungsvoll: Statt Medikamente einzusetzen, die im gesamten Körper wirken, wird gezielt dort stimuliert, wo die Bewegungssteuerung gestört ist – in den sogenannten Basalganglien. Die elektrische Reizung kann überaktive Signale hemmen oder unteraktive Areale aktivieren. Dadurch werden motorische Symptome wie Zittern (Tremor), Muskelsteifheit (Rigor), Bewegungsverlangsamung (Bradykinese) oder unkontrollierte Bewegungen (Dyskinesien) oft deutlich reduziert.

Typischerweise wird die THS bei Patientinnen und Patienten eingesetzt, deren medikamentöse Therapie nicht mehr ausreicht oder die unter starken Nebenwirkungen leiden.

Voraussetzung ist, dass die motorischen Symptome grundsätzlich gut auf L-Dopa ansprechen – ein wichtiges Kriterium, um die Erfolgschancen des Eingriffs zu beurteilen. Nicht geeignet ist die THS in der Regel bei schwerwiegenden kognitiven Beeinträchtigungen oder fortgeschrittener Demenz, da die Stimulation in diesen Fällen zu unerwünschten Effekten führen kann.

Der Eingriff selbst ist aufwendig, aber heute routiniert durchführbar. Zunächst werden die Zielpunkte im Gehirn mithilfe bildgebender Verfahren millimetergenau lokalisiert. Anschließend werden die Elektroden unter örtlicher Betäubung implantiert – oft in einem Zustand bewusster Wachheit, um die Wirkung der Stimulation sofort prüfen zu können. In einem zweiten Schritt wird dann ein kleiner Impulsgeber (ähnlich einem Herzschrittmacher) unter die Haut im Brust- oder Bauchbereich eingesetzt und mit den Elektroden verbunden. Die Einstellung der Stimulation erfolgt später schrittweise – individuell angepasst, mit feinen Justierungen, oft über Wochen hinweg.

Die Ergebnisse der THS sind in vielen Fällen beeindruckend: Weniger Zittern, flüssigeres Gehen, bessere Beweglichkeit, längere Wirkungsphasen der Medikamente, geringerer Medikamentenbedarf – all das kann erreicht werden. Manche Betroffene berichten, dass sie sich „wie früher" fühlen, andere gewinnen einfach mehr Stabilität und Selbstständigkeit im Alltag zurück. Auch Schlaf, Stimmung und Lebensfreude können sich verbessern – allerdings nicht bei allen und nicht in jedem Bereich.

Wichtig ist, realistische Erwartungen zu haben. Die THS ist **keine Heilung** und sie wirkt **nicht auf alle Symptome**. Vor allem nicht-motorische Beschwerden wie Müdigkeit, Gedächtnisprobleme oder Depressionen werden meist nicht gebessert – in manchen Fällen sogar verstärkt. Auch mögliche

Komplikationen wie Infektionen, Blutungen oder technische Probleme mit dem Gerät müssen bedacht und mit dem Behandlungsteam besprochen werden. Voraussetzung für eine erfolgreiche THS ist eine sorgfältige **interdisziplinäre Vorbereitung** – durch ein spezialisiertes Team aus Neurolog:innen, Neurochirurg:innen, Psycholog:innen und weiteren Fachpersonen. Die Auswahl geeigneter Patient:innen erfolgt nach strengen Kriterien, und auch nach dem Eingriff ist eine engmaschige Betreuung entscheidend, um die Technik optimal einzustellen und in den Alltag zu integrieren. Trotz aller Komplexität gilt: Die Tiefe Hirnstimulation ist eine der erfolgreichsten Therapien bei fortgeschrittenem Parkinson – insbesondere für Menschen, die unter stark schwankenden Bewegungsphasen leiden und noch keine gravierenden kognitiven Einschränkungen haben. Sie zeigt, wie moderne Technik gezielt eingesetzt werden kann, um Lebensqualität zurückzugeben – nicht pauschal, sondern individuell, im Dialog zwischen Mensch und Maschine.

## 7.4  Antikörpertherapien und Immuntherapie

Die moderne Medizin setzt zunehmend auf das Immunsystem – auch bei neurologischen Erkrankungen wie Parkinson. Der Gedanke dahinter: Wenn bestimmte krankmachende Prozesse früh erkannt und gezielt blockiert werden, könnte das Fortschreiten der Erkrankung verlangsamt oder sogar gestoppt werden. Bei Parkinson rücken dabei vor allem **Antikörpertherapien** in den Fokus – als ein vielversprechender, wenn auch noch junger Ansatz in der Forschung.

Im Mittelpunkt steht das Protein **Alpha-Synuklein**, das bei Parkinson eine zentrale Rolle zu spielen scheint. Bei vielen Patientinnen und Patienten lagert sich dieses Eiweiß in fehlgefalteter Form in Nervenzellen ab – insbesondere in jenen

Bereichen, die für die Bewegungssteuerung und das vegetative Nervensystem zuständig sind. Die Ablagerungen, auch *Lewy-Körperchen* genannt, gelten als ein charakteristisches Merkmal der Erkrankung und stehen im Verdacht, Entzündungsprozesse und den fortschreitenden Nervenzelluntergang mit auszulösen.

Antikörpertherapien setzen genau hier an: Sie sollen das fehlgefaltete Alpha-Synuklein erkennen, binden und aus dem Verkehr ziehen – bevor es sich weiter im Gehirn ausbreiten kann. Dabei handelt es sich um sogenannte **monoklonale Antikörper**, also gentechnisch hergestellte Eiweißstoffe, die wie gezielte Suchinstrumente im Körper wirken. Ähnliche Therapien werden bereits erfolgreich bei Autoimmunerkrankungen oder bestimmten Krebsarten eingesetzt.

Die Hoffnung: Durch eine Immunisierung – entweder passiv über verabreichte Antikörper oder aktiv über einen Impfstoff – könnte die Entstehung neuer Ablagerungen gebremst und das Fortschreiten der Krankheit verlangsamt werden. Erste klinische Studien mit Substanzen wie **Prasinezumab** oder **Cinpanemab** haben weltweit große Aufmerksamkeit erregt. Die Ergebnisse zeigen: Die Behandlung ist grundsätzlich gut verträglich und sicher. Was bisher allerdings fehlt, ist ein klarer Nachweis eines tatsächlichen klinischen Nutzens – also einer spürbaren Verlangsamung der Krankheit oder einer relevanten Verbesserung der Symptome.

Ein zentrales Problem ist der Zeitpunkt der Behandlung. Denn die Ablagerung von Alpha-Synuklein beginnt meist viele Jahre, bevor erste Symptome auftreten. Wird die Therapie also zu spät begonnen, könnten die Schäden im Nervensystem bereits zu weit fortgeschritten sein. Die Antikörpertherapie wäre dann zwar gut gemeint, käme aber zu spät. Deshalb rücken **Früherkennungsstrategien** (siehe Kapitel 7.2) zunehmend in den Fokus – etwa durch Biomarker im Blut oder Nervenwasser, mit deren Hilfe sich Risikopersonen frühzeitig identifizieren lassen.

Auch andere Formen der **Immunmodulation** werden erforscht – etwa Therapien, die das Immunsystem gezielt regulieren, Entzündungsprozesse im Gehirn dämpfen oder die Barriere zwischen Blut und Nervengewebe beeinflussen. Dabei handelt es sich um komplexe, noch experimentelle Verfahren, die einer intensiven Überprüfung in Studien bedürfen.

Trotz aller Unsicherheiten zeigt sich: Die Immuntherapie eröffnet eine **völlig neue therapeutische Perspektive** – nicht nur zur Linderung von Symptomen, sondern erstmals mit dem Ziel, den Krankheitsverlauf direkt zu beeinflussen. Ob sie sich in der Praxis bewährt, wird die nächste Forschungsphase zeigen. Klar ist aber auch: Sie verlangt ein Umdenken – hin zu frühzeitiger Diagnostik, zu präziser Patientenauswahl und zu einem neuen Verständnis davon, was Parkinson eigentlich ist – nämlich keine rein motorische Störung, sondern eine komplexe neuroimmunologische Erkrankung.

Antikörpertherapien stehen symbolisch für eine Medizin der Zukunft: gezielt, molekular, präventiv gedacht. Für Menschen mit Parkinson heißt das – Hoffnung ja, aber ohne Illusion. Denn was heute noch experimentell ist, könnte morgen Teil der regulären Therapie sein. Und jedes Erkenntnisstück bringt uns einem besseren Verständnis der Krankheit ein kleines Stück näher.

### 7.5 Tragbare Pumpensysteme zur Therapieoptimierung

Ein zentrales Problem vieler Parkinson-Betroffener im fortgeschrittenen Krankheitsverlauf sind **motorische Schwankungen**: Phasen guter Beweglichkeit („On") wechseln sich mit Phasen starker Einschränkungen („Off") ab – oft unvorhersehbar und belastend. Diese Schwankungen entstehen häufig durch die Art, wie Parkinson-Medikamente im Körper aufgenommen und verarbeitet werden. Tabletten wirken nicht immer gleich schnell oder gleich lang, und Magen-Darm-Probleme können die Wirkung zusätzlich beeinflussen. Um diesem Problem zu begegnen, wurden in den letzten Jahren **tragbare Pumpensysteme** entwickelt, die eine kontinuierlichere und individuellere Medikamentengabe ermöglichen.

Das Prinzip ist einfach: Statt die Medikamente in Intervallen zu schlucken, werden sie über eine kleine **Pumpe kontinuierlich verabreicht** – entweder über die Haut (subkutan) oder direkt in den Dünndarm (intestinal). Dadurch bleibt der Wirkstoffspiegel im Blut konstanter, was die Beweglichkeit stabilisiert und die Zahl der Off-Zeiten reduziert. Gleichzeitig lassen sich Nebenwirkungen wie unkontrollierte Überbewegungen (Dyskinesien) häufig besser kontrollieren.

Ein Beispiel ist die **Apomorphin-Pumpe**, bei der der Wirkstoff – ein stark wirksamer Dopaminagonist – über eine feine Kanüle unter die Haut abgegeben wird. Die Pumpe ist klein, tragbar und wird meist tagsüber getragen. Bei guter Verträglichkeit kann sie das gesamte Bewegungsprofil deutlich verbessern – vorausgesetzt, Apomorphin wurde zuvor in Tablettenform gut vertragen.

Ein weiteres System ist die **duodenale Levodopa-Pumpe** (auch bekannt unter dem Handelsnamen LCIG oder Duodopa®), bei der ein Gel mit Levodopa über eine Sonde direkt in den Dünndarm geleitet wird. Diese Methode erfordert eine kleine Operation zur Anlage einer Magensonde, ist dafür aber besonders effektiv bei stark schwankenden Verläufen. Sie kommt vor allem dann zum Einsatz, wenn Tabletteneinnahmen unzureichend wirken oder mit Übelkeit und Unverträglichkeiten verbunden sind.

Beide Systeme – subkutan wie intestinal – bieten die Möglichkeit, **Feineinstellungen individuell anzupassen**, z. B. über

Tagesprofile mit unterschiedlichen Dosierungen am Morgen, Mittag oder Abend. Die Betroffenen erhalten dafür eine gezielte Einweisung und werden meist von spezialisierten Parkinson-Zentren betreut. Viele berichten, dass die Pumpentherapie ihre Lebensqualität deutlich verbessert hat – vor allem, weil sie den Tagesverlauf planbarer und die Bewegungsphasen verlässlicher macht.

Natürlich bringt eine Pumpentherapie auch neue Anforderungen mit sich: das tägliche Anlegen der Pumpe, das Befüllen der Medikamentenbehälter, mögliche Hautreizungen oder technische Störungen. Auch die psychologische Akzeptanz – „sichtbar krank" zu sein – ist ein Aspekt, der behutsam begleitet werden sollte. Eine gute Schulung, die Einbindung von Angehörigen und eine enge ärztliche Betreuung sind daher wichtige Voraussetzungen für einen erfolgreichen Umgang mit der Technik.

Tragbare Pumpensysteme stehen für eine neue Generation von Parkinson-Therapien: nicht invasiv wie die Tiefe Hirnstimulation, aber deutlich wirksamer als viele orale Medikamente allein. Sie schaffen eine **Brücke zwischen medikamentöser Therapie und technischer Unterstützung** – flexibel, individuell und im Alltag anwendbar. Für viele Menschen mit fortgeschrittener Parkinson-Erkrankung ist das ein Weg, wieder mehr Kontrolle über den eigenen Körper und den Tagesrhythmus zu gewinnen.

### 7.6 Identifizierung von Biomarkern und genetische Forschung

Je früher Parkinson erkannt wird, desto größer sind die Chancen, den Krankheitsverlauf zu beeinflussen. Doch genau das ist eine der größten Herausforderungen: Wenn erste motorische Symptome auftreten, sind oft bereits große Teile der dopaminproduzierenden Nervenzellen im Gehirn geschädigt. Die Suche nach sogenannten **Biomarkern** – also biologischen Messwerten, die auf eine beginnende Erkrankung hinweisen, noch bevor Symptome spürbar werden – gilt deshalb als ein Schlüssel zur Zukunft der Parkinson-Diagnostik.

Biomarker können sehr unterschiedlich sein: bestimmte Proteine im Blut, auffällige Substanzen im Nervenwasser (Liquor), genetische Merkmale, Stoffwechselprodukte im Urin, Veränderungen in der Haut oder auch Muster in der Sprache, der Mimik oder dem Bewegungsverhalten. Ziel ist es, mit ihrer Hilfe Parkinson **früher, zuverlässiger und individueller zu erkennen** – idealerweise schon in der sogenannten prodromalen Phase, also Jahre vor der eigentlichen Diagnose.

Ein vielversprechender Kandidat ist das Protein **Alpha-Synuklein,** das bei vielen Parkinson-Erkrankten in veränderter Form im Gehirn vorkommt (siehe auch Abschnitt 7.4). Inzwischen gibt es Verfahren, mit denen diese veränderten Formen auch im Nervenwasser oder sogar in Hautbiopsien nachgewiesen werden können – ein möglicher Schritt zu einer objektiven Diagnose. Auch **Entzündungsmarker, Autoantikörper, Darmbakterienzusammensetzungen** (Mikrobiom) oder **Geruchstests** werden als potenzielle Frühindikatoren untersucht.

Neben den biologischen Markern spielt auch die **genetische Forschung** eine wachsende Rolle. Zwar ist Parkinson in den meisten Fällen keine klassische Erbkrankheit – doch bestimmte Genveränderungen können das Risiko deutlich erhöhen oder den Krankheitsverlauf beeinflussen. Besonders gut untersucht sind Mutationen in den Genen **LRRK2, GBA, SNCA** oder **PINK1.** Wer eine solche Veränderung trägt, erkrankt nicht zwangsläufig, hat aber ein erhöhtes Risiko – und könnte in Zukunft gezielter überwacht oder behandelt werden.

Die genetische Forschung hilft nicht nur bei der Risikoeinschätzung, sondern auch dabei, **die Krankheit besser zu**

**verstehen:** Wie kommt es zur Fehlfaltung von Proteinen? Warum verlaufen manche Formen von Parkinson langsam, andere schneller? Welche Rolle spielen Umweltfaktoren und Lebensstil im Zusammenspiel mit der genetischen Veranlagung? Aus diesen Fragen entwickeln sich neue Ansätze für **zielgerichtete Therapien**, etwa für Menschen mit bestimmten Genmutationen, die besonders gut oder schlecht auf bestimmte Medikamente ansprechen.

Auch die Kombination von Genetik und digitaler Diagnostik eröffnet neue Möglichkeiten – etwa durch künstliche Intelligenz, die Daten aus Sprache, Bewegung, Mimik, Genom und Stoffwechselprofilen miteinander verknüpft. Solche Systeme könnten künftig helfen, **individuelle Risiko- und Verlaufsprofile** zu erstellen – als Grundlage für eine frühere und präzisere Behandlung.

Allerdings gilt auch hier: Die Forschung steht noch am Anfang. Viele Verfahren befinden sich in der Erprobungsphase, ihre Aussagekraft ist noch begrenzt. Und ethische Fragen – etwa zum Umgang mit genetischen Risikoinformationen oder zum Schutz sensibler Gesundheitsdaten – müssen sorgfältig bedacht werden. Entscheidend wird sein, wie sich medizinischer Fortschritt und verantwortungsbewusste Anwendung verbinden lassen.

Dennoch ist klar: Die Identifikation von Biomarkern und die genetische Forschung verändern das Verständnis von Parkinson grundlegend. Sie machen deutlich, dass diese Erkrankung nicht bei allen gleich ist – und dass der Schlüssel zur besseren Behandlung oft darin liegt, genauer hinzusehen. Wer früh erkennt, kann früh begleiten. Und wer weiß, welche biologischen Prozesse am Werk sind, kann gezielter und menschlicher helfen.

## 7.7 KI-basierte Systeme und computergestützte Diagnostik

Künstliche Intelligenz (KI) ist längst nicht mehr nur ein Thema der Zukunft – sie ist in vielen Bereichen des Alltags angekommen, auch in der Medizin. Bei der Parkinson-Erkrankung eröffnet der Einsatz von KI-gestützten Systemen neue Möglichkeiten: von der Früherkennung über die Diagnostik bis hin zur Verlaufskontrolle und Therapieanpassung. Dabei geht es nicht darum, den Menschen durch Maschinen zu ersetzen, sondern das Wissen aus immer komplexeren Datenmengen so nutzbar zu machen, dass **individuelle Entscheidungen fundierter und früher getroffen werden können.**

Eine der größten Herausforderungen bei Parkinson ist die Vielfalt der Symptome, der unterschiedliche Verlauf und die oft lange Zeit zwischen Krankheitsbeginn und Diagnose. KI kann hier helfen, **Muster zu erkennen**, die für den Menschen kaum erfassbar sind: minimale Veränderungen in Bewegungsabläufen, Sprachmustern, der Mimik, der Augenbewegung oder auch in Schreib- und Tippverhalten. Solche Daten lassen sich mit Algorithmen analysieren, die über große Vergleichsdatenbanken verfügen und damit typische Frühzeichen von Parkinson identifizieren können – oft noch bevor motorische Symptome offensichtlich werden.

Auch in der **Bildgebung** wird KI zunehmend eingesetzt. Verfahren wie MRT oder DaT-SPECT liefern enorme Datenmengen, deren Interpretation von Erfahrung, aber auch von subjektiver Einschätzung abhängt. KI-gestützte Systeme können helfen, diese Daten **objektiver und schneller auszuwerten**, subtile Veränderungen sichtbar zu machen und Diagnosen zu unterstützen – ohne menschliche Expertise zu ersetzen, aber als Ergänzung und zweite Einschätzung.

Ein weiterer Einsatzbereich ist die **computergestützte Verlaufskontrolle**. Wearables, Smartphones, Sensoren in Kleidung oder Schuhen erfassen kontinuierlich Bewegungsdaten. KI kann aus diesen Daten individuelle Verläufe berechnen, auf Schwankungen reagieren, Therapien anpassen und auch vor kritischen Entwicklungen wie zunehmender Instabilität oder Freezing warnen. Dadurch könnten nicht nur Arztbesuche gezielter vorbereitet, sondern auch Notfälle vermieden werden.

Ein spannendes Feld ist auch die Anwendung von KI in der **Medikamentenentwicklung**. KI-Modelle analysieren große Wirkstoffdatenbanken, simulieren molekulare Wechselwirkungen und helfen dabei, potenzielle neue Medikamente schneller zu identifizieren – ein Prozess, der früher Jahre dauerte und heute in Wochen möglich ist. Ebenso könnten KI-gestützte Systeme künftig in der personalisierten Medizin helfen, **passende Therapiekombinationen** für individuelle genetische und klinische Profile vorzuschlagen.

Trotz aller Fortschritte ist es wichtig, die **Grenzen und ethischen Fragen** im Blick zu behalten. KI ist nur so gut wie die Daten, mit denen sie trainiert wurde – und diese Daten müssen sorgfältig erhoben, geschützt und ausgewertet werden. Fragen zur Transparenz, zur Verantwortung bei Fehlentscheidungen oder zum Umgang mit sensiblen Gesundheitsinformationen bleiben aktuell und verlangen klare gesetzliche und gesellschaftliche Rahmenbedingungen.

Auch muss betont werden: KI kann vieles berechnen, aber nicht alles verstehen. Empathie, Lebenserfahrung, die Fähigkeit, zwischen den Zeilen zu hören – all das bleibt menschlich. Künstliche Intelligenz sollte deshalb immer im Dienst einer **menschlich orientierten Medizin** stehen: als Werkzeug, nicht als Ersatz.

Für Menschen mit Parkinson bedeutet das: KI kann helfen, früher Klarheit zu gewinnen, Therapien besser abzustimmen und die eigene Erkrankung besser zu verstehen. Wer offen ist für digitale Hilfsmittel und moderne Diagnostik, kann davon profitieren – vorausgesetzt, die Technik bleibt verständlich, zugänglich und sinnvoll eingebettet in persönliche Betreuung.

## 7.8 Stammzellforschung und regenerative Ansätze

Die Parkinson-Erkrankung ist vor allem eine Folge des Untergangs bestimmter Nervenzellen im Gehirn – genauer: der dopaminproduzierenden Zellen in der sogenannten Substantia nigra. Ihre Aufgabe ist es, Bewegungen zu koordinieren, Signale weiterzuleiten und das Gleichgewicht im motorischen System aufrechtzuerhalten. Wenn diese Zellen zerstört sind, entsteht ein Dopaminmangel – mit all den bekannten Symptomen wie Zittern, Verlangsamung, Muskelsteifheit oder Haltungsinstabilität.

Bisherige Therapien setzen vor allem darauf, diesen Mangel von außen auszugleichen – durch Medikamente, technische Hilfen oder chirurgische Eingriffe. Doch ein grundlegend neuer Ansatz zielt nicht nur auf Linderung, sondern auf **Regeneration**: auf die Wiederherstellung des geschädigten Gewebes. Im Mittelpunkt dieser Bemühungen steht die **Stammzellforschung**.

Stammzellen sind Zellen, die sich noch nicht auf eine bestimmte Funktion festgelegt haben. Sie können sich unter bestimmten Bedingungen in fast jede andere Zellart verwandeln – also auch in dopaminproduzierende Nervenzellen. Genau hier liegt die Hoffnung: Könnte man Stammzellen in das Gehirn von Parkinson-Patienten einbringen, wo sie neue, funktionsfähige Nervenzellen bilden – und damit verlorene Strukturen ersetzen?

Die Forschung an diesem Ziel schreitet international voran. Erste klinische Studien haben gezeigt, dass es grundsätzlich möglich ist, **aus menschlichen Stammzellen Dopaminneu-ronen zu züchten** und diese in das Gehirn von Patienten zu transplantieren. In Tiermodellen konnten dabei Verbesserungen der Beweglichkeit beobachtet werden. Auch in Japan, den USA und Europa laufen mittlerweile erste kontrollierte Studien an Menschen – mit unterschiedlichen Zelltypen und Transplantationsverfahren.

Dabei kommen verschiedene Arten von Stammzellen zum Einsatz: **embryonale Stammzellen, induzierte pluripotente Stammzellen (iPS-Zellen),** die aus Körperzellen der Betroffenen selbst rückgewandelt werden, oder **neuronale Vorläuferzellen,** die gezielt auf die Bildung von Nervengewebe programmiert sind. Letztere bieten den Vorteil, dass sie sich bereits in Richtung ihres späteren Einsatzortes differenziert haben – was das Risiko unkontrollierter Zellvermehrung reduziert.

Die Ziele dieser Forschung sind hoch: nicht nur Symptome zu lindern, sondern vielleicht eines Tages die Ursachen der Erkrankung zu beheben – **durch biologischen Ersatz der zerstörten Nervenzellen.** Doch der Weg dahin ist komplex und voller Herausforderungen: Das Immunsystem könnte die neuen Zellen abstoßen. Die Integration in bestehende neuronale Netzwerke ist technisch und biologisch anspruchsvoll. Und nicht zuletzt müssen ethische, rechtliche und sicherheitstechnische Fragen sorgfältig berücksichtigt werden.

Trotz dieser Hürden gilt: Die Stammzellforschung hat in den letzten Jahren große Fortschritte gemacht – sowohl im Labor als auch in ersten klinischen Studien. Sie eröffnet neue Denkweisen über die Reparaturfähigkeit des Gehirns, über Alternativen zur medikamentösen Dauerversorgung und über langfristige Perspektiven für jüngere Betroffene.

Ergänzt werden diese Ansätze durch weitere **regenerative Strategien,** etwa die gezielte Aktivierung körpereigener Reparaturprozesse, das Einbringen von Wachstumsfaktoren oder die Kombination mit Gen- und Immuntherapien. Auch Ansätze wie die *transkranielle Magnetstimulation* oder *optogenetische Verfahren*, die aktuell noch im experimentellen Stadium sind, zielen auf eine Wiederherstellung gestörter Netzwerke – und damit auf eine neue Generation von Parkinson-Therapien.

Was heute noch visionär klingt, könnte morgen therapeutischer Alltag sein. Klar ist: Regenerative Medizin verändert den Blick auf Parkinson – weg vom reinen Krankheitsmanagement, hin zur Möglichkeit struktureller Erneuerung. Für viele Menschen mit Parkinson ist das eine leise, aber reale Hoffnung – auf ein Leben mit mehr Bewegungsfreiheit, weniger Abhängigkeit und der Perspektive, dass der Körper vielleicht mehr kann, als wir bisher dachten.

## 7.9 Nicht-invasive Stimulationsverfahren

Die Behandlung der Parkinson-Krankheit entwickelt sich stetig weiter – auch jenseits von Medikamenten, operativen Verfahren oder Implantaten. In den letzten Jahren rücken zunehmend sogenannte **nicht-invasive Stimulationsverfahren** in den Fokus der Forschung. Sie zielen darauf ab, bestimmte Hirnareale oder Nervenbahnen durch gezielte äußere Reize zu aktivieren, zu regulieren oder zu stabilisieren – ganz ohne Operation oder Eingriff in den Körper. Dabei geht es nicht um Ersatz klassischer Therapien, sondern um eine mögliche Ergänzung, insbesondere bei schwer behandelbaren Symptomen.

Ein gut erforschtes Verfahren ist die **Transkranielle Magnetstimulation (TMS)**. Hierbei werden über eine an der Kopfhaut platzierte Spule kurze Magnetimpulse erzeugt, die gezielt bestimmte Hirnregionen stimulieren – etwa die motorische Großhirnrinde oder Areale, die an der Bewegungsplanung beteiligt sind. Studien zeigen, dass regelmäßige TMS-Sitzungen die Beweglichkeit verbessern, das Gangbild stabilisieren und auch depressive Symptome lindern können. Die Behandlung ist schmerzfrei, ambulant durchführbar und wird bereits in einigen spezialisierten neurologischen Zentren eingesetzt.

Ein weiteres, noch niederschwelligeres Verfahren ist die **Transkranielle Gleichstromstimulation (tDCS)**. Dabei wird ein sehr schwacher Gleichstrom über zwei Elektroden auf der Kopfhaut appliziert. Dieser Strom verändert die Erregbarkeit der darunterliegenden Hirnareale – nicht durch Reizung, sondern durch sanfte Modulation. Ziel ist es, gestörte Schaltkreise im Gehirn wieder ins Gleichgewicht zu bringen. Erste Studien deuten darauf hin, dass tDCS die Motorik verbessern und auch die Kognition oder Sprachfähigkeit positiv beeinflussen kann. Besonders interessant: Die Methode ist kostengünstig, gut verträglich und lässt sich potenziell sogar im häuslichen Umfeld anwenden.

Auch die **Vagusnervstimulation (VNS)** findet zunehmend Beachtung – ursprünglich bekannt aus der Epilepsie- und Schmerztherapie. Der Vagusnerv ist ein zentraler Kommunikationskanal zwischen Gehirn, Herz, Lunge und Verdauungssystem – und spielt auch eine Rolle bei Entzündungsprozessen und der Regulation des vegetativen Nervensystems. Bei der nicht-invasiven Variante der VNS wird der Nerv über Elektroden am Ohr oder am Hals stimuliert. Studien untersuchen derzeit, ob dies zur Reduktion nicht-motorischer Symptome wie Schlafstörungen, Angst oder Erschöpfung beitragen kann. Auch positive Effekte auf die Stimmung und kognitive Funktionen werden vermutet.

Ein vergleichsweise neuer Ansatz ist die **Transkranielle Ultraschallstimulation (TUS)**. Dabei werden fokussierte Ultraschallwellen durch den Schädelknochen ins Gehirn geleitet – präzise dosiert und auf spezifische Zielregionen ausgerichtet. Im Gegensatz zu herkömmlichem Ultraschall geht es hier nicht um bildgebende Diagnostik, sondern um die gezielte

Aktivierung tiefer Hirnstrukturen – etwa der Basalganglien oder des Thalamus. Erste Studien zeigen, dass TUS bestimmte Symptome beeinflussen und möglicherweise sogar die Wirksamkeit anderer Therapien verstärken kann. Das Verfahren ist noch experimentell, aber vielversprechend – vor allem, weil es tieferliegende Hirnareale erreichen kann, ohne chirurgischen Eingriff.

All diese Verfahren stehen für eine neue Denkweise in der Parkinson-Therapie: **Reiz statt Ersatz.** Nicht der direkte Austausch von Zellen oder Medikamenten steht im Vordergrund, sondern die gezielte Anregung der körpereigenen Steuerungssysteme. Sie sind oft gut verträglich, kombinierbar mit anderen Therapien und eröffnen gerade für Patientinnen und Patienten mit schwer behandelbaren Symptomen neue Perspektiven.

Wichtig ist jedoch, dass diese Methoden – mit Ausnahme der TMS – noch nicht zur Standardbehandlung gehören. Sie befinden sich meist in der klinischen Erprobung, ihre Langzeitwirkungen sind noch nicht abschließend bewertet. Wer sich für eine solche Therapie interessiert, sollte sich an ein spezialisiertes Zentrum wenden und mögliche Teilnahme an Studien individuell prüfen lassen.

Nicht-invasive Stimulationsverfahren zeigen, dass moderne Therapie nicht immer invasiv sein muss, um wirksam zu sein. Manchmal reicht ein gezielter Impuls – wiederholt, präzise, achtsam – um dem Gehirn neue Bewegungsfreiheit zu schenken.

## 7.10    Zukunftsperspektiven: Ist Heilung möglich? Prävention und frühe Interventionen

Die Parkinson-Krankheit gilt bis heute als nicht heilbar. Doch der Begriff „unheilbar" verliert langsam an Schärfe, je mehr die Forschung voranschreitet. Während frühere Behandlungen vor allem auf die Linderung einzelner Symptome abzielten, verfolgt die moderne Medizin zunehmend das Ziel, die **Krankheit an ihren Wurzeln zu erkennen, zu verlangsamen oder sogar zu stoppen** – bevor irreparable Schäden im Gehirn entstehen. Die Frage nach einer Heilung wird damit neu gestellt: nicht als radikale Rückkehr in den gesunden Zustand, sondern als **Verhinderung von Verschlechterung**, als Erhalt von Funktion, als möglichst früher Eingriff in einen langsamen biologischen Prozess.

Zahlreiche Forschungsansätze, die in diesem Kapitel beschrieben wurden – von Biomarkern über Gentherapie, Stammzellen und Immuntherapien bis hin zur künstlichen Intelligenz – verfolgen genau diese Idee: Parkinson soll **nicht mehr erst erkannt werden, wenn Symptome auftreten**, sondern bereits in einem sehr frühen, oft noch unbemerkten Stadium. Erste Veränderungen in der Sprache, im Geruchssinn, in der Darmfunktion, im Schlafverhalten oder in der Mimik könnten künftig Hinweise auf beginnende neurodegenerative Prozesse geben. Wenn diese Signale durch moderne Diagnostik zuverlässig erkannt würden, könnten gezielte Maßnahmen bereits greifen, bevor sich die Krankheit im klassischen Sinn manifestiert.

In dieser Perspektive rücken **Prävention und frühe Intervention** ins Zentrum der zukünftigen Versorgung. Prävention bedeutet dabei nicht nur Vermeidung durch Lebensstilfaktoren – wie Bewegung, gesunde Ernährung, Stressreduktion oder kognitive Aktivierung – sondern auch die gezielte Überwachung von Menschen mit erhöhtem Risiko. Wer bestimmte genetische Merkmale trägt oder erste Frühsymptome zeigt, könnte eines Tages personalisierte Empfehlungen erhalten: für medikamentöse Frühtherapien, für Neuroprotektion oder für Veränderungen im Alltag, die den Verlauf positiv beeinflussen.

Auch Impfstoffe gegen fehlgefaltete Proteine, Antikörperthera-pien oder neue neuroprotektive Substanzen könnten in Zu-kunft in dieser Frühphase eingesetzt werden – mit dem Ziel, krankhafte Entwicklungen zu stoppen, bevor sie sich ausbrei-ten. Der Übergang von Heilung zur Verhinderung wird dabei fließend: Nicht rückgängig machen, sondern **den Prozess auf-halten oder abschwächen**, wird zur neuen Definition von „heilbar".

Doch bei allem wissenschaftlichen Fortschritt bleibt wichtig: Parkinson ist eine vielschichtige, individuelle Erkrankung. Nicht jeder Verlauf lässt sich vorhersehen oder beeinflussen. Manche Therapien werden wirken, andere werden Enttäu-schungen mit sich bringen. Die Forschung kennt keinen gera-den Weg – aber sie kennt die Richtung. Und diese Richtung heißt: früher, gezielter, individueller.

Für Betroffene bedeutet das: Heilung im klassischen Sinne mag heute noch nicht greifbar sein – aber **Hoffnung auf mehr Lebenszeit mit Lebensqualität** ist berechtigt. Jeder Fort-schritt, jede Erkenntnis, jede neue Behandlung bedeutet weni-ger Leid, mehr Selbstbestimmung, mehr Möglichkeiten. Auch für kommende Generationen.

Und für Angehörige, Fachleute und Gesellschaft stellt sich die Aufgabe, diesen Fortschritt mitzugestalten – durch Aufklärung, Mitgefühl, Förderung und Forschung. Denn die Zukunft der Parkinson-Behandlung beginnt nicht erst im Labor – sie be-ginnt im Gespräch, in der Haltung, im Willen, neue Wege zu denken.

Vielleicht wird Parkinson eines Tages eine Krankheit sein, die wir früh erkennen, gezielt behandeln und in vielen Fällen ver-hindern können. Bis dahin gilt: **Jeder Tag, an dem Forschung weitergeht, bringt uns dieser Zukunft ein Stück näher.**

## Kapitel 8:  Fallstudien und Erfahrungsberichte

Nach medizinischen Erklärungen, therapeutischen Strategien und einem Blick in die Zukunft öffnet sich dieses Kapitel einem anderen Zugang zur Parkinson-Erkrankung: dem gelebten Alltag, den Erfahrungen, Zweifeln, Erfolgen und Umwegen von Menschen, die mit dieser Diagnose leben. Denn keine Studie, keine Leitlinie, kein Fortschritt ersetzt das, was Betroffene selbst durchleben – und was sie bereit sind zu teilen.

Parkinson ist nicht nur eine Krankheit im medizinischen Sinne. Es ist eine persönliche Geschichte. Jeder Mensch reagiert anders – körperlich, seelisch, sozial. Manche finden schnell Wege, mit der Veränderung umzugehen. Andere erleben Phasen des Rückzugs, der Unsicherheit oder des Widerstands. Und viele durchlaufen eine Mischung aus beidem – manchmal täglich, manchmal jahrelang. Genau diese Vielfalt soll in den folgenden Fallstudien und Berichten sichtbar werden.

Die ausgewählten Porträts zeigen: Es gibt nicht „den typischen Parkinson-Verlauf". Es gibt junge Betroffene mit beruflichen und familiären Herausforderungen, ältere Menschen mit langjähriger Erkrankung, Angehörige, die mittragen, mitleiden, mitgestalten. Es gibt Erfahrungen mit Medikamenten, mit Alternativtherapien, mit Akzeptanz – und mit dem Mut, neue Wege zu gehen. Manche Berichte sind sachlich-nüchtern, andere persönlich und emotional. Manche enden hoffnungsvoll, andere offen. Alle sind authentisch.

Ziel dieses Kapitels ist es nicht, Einzelschicksale zu verallgemeinern. Vielmehr soll es Raum geben für das, was sich in keinem Therapieplan erfassen lässt: die innere Auseinandersetzung mit einer chronischen Erkrankung, die Kraft individueller Anpassung – und das stille Wissen, dass trotz aller Unterschiede **niemand allein** durch diese Erfahrung gehen muss.

Die Fallstudien wurden mit Einverständnis der Betroffenen oder ihrer Angehörigen aufbereitet, zum Teil anonymisiert, zum Teil in direkter Zusammenarbeit verfasst. Sie sollen Mut machen, zur Reflexion anregen – und vielleicht an der einen oder anderen Stelle zum Wiedererkennen führen.

Denn oft entsteht die größte Ermutigung nicht aus großen Worten, sondern aus dem leisen Gefühl: *Da ist jemand, der kennt das. Und geht trotzdem weiter.*

## 8.1 Regelmäßige Bewegung und körperliche Aktivität

Für viele Menschen mit Parkinson wird Bewegung im Laufe der Erkrankung nicht nur schwieriger – sie wird auch kostbarer. Was früher selbstverständlich war – gehen, aufstehen, sich drehen, greifen – verlangt nun mehr Aufmerksamkeit, mehr Energie, mehr Geduld. Und doch berichten viele Betroffene, dass ausgerechnet die regelmäßige körperliche Aktivität zu den wirksamsten Mitteln gehört, um Lebensqualität zu erhalten, Symptome zu lindern und seelisch stabil zu bleiben.

So auch bei Michael, 61 Jahre alt, seit sechs Jahren diagnostiziert. „Die Diagnose hat mich aus der Bahn geworfen", sagt er. „Ich hatte plötzlich das Gefühl, dass mein Körper mir nicht mehr gehört." Anfangs zog er sich zurück, mied Sport, fühlte sich unbeweglich und beobachtet. Erst durch eine Reha-Maßnahme entdeckte er, wie wohltuend gezielte Bewegung sein kann – und wie viel Einfluss sie auf seinen Alltag hat. Heute geht er jeden Morgen eine halbe Stunde spazieren, macht zweimal pro Woche Krafttraining in der Gruppe und übt zuhause einfache Bewegungsabläufe. „Ich habe gelernt, nicht gegen meinen Körper zu kämpfen, sondern mit ihm zu arbeiten."

Auch Elisabeth, 70, lebt seit fast zehn Jahren mit der Diagnose Parkinson. Sie tanzt. Einmal pro Woche besucht sie einen Kurs für „Tanztherapie bei Parkinson", in dem Musik, Rhythmus und Bewegungsfreude im Mittelpunkt stehen. „Wenn ich tanze, vergesse ich die Krankheit. Mein Körper erinnert sich an Leichtigkeit." Für sie ist die Bewegung nicht nur Therapie, sondern auch Ausdruck – ein Ort, an dem sie sich lebendig und verbunden fühlt.

Wissenschaftlich ist längst belegt, was Betroffene wie Michael und Elisabeth täglich erfahren: **Regelmäßige Bewegung kann die motorischen Symptome von Parkinson verlangsamen, die Gangsicherheit verbessern, Stürzen vorbeugen und sogar nicht-motorische Symptome wie Depression, Schlafstörungen oder Verstopfung positiv beeinflussen.** Besonders wirksam sind dabei Formen der Bewegung, die gezielt Koordination, Ausdauer und Kraft fördern – und gleichzeitig Freude machen.

Wichtig ist dabei nicht, wie sportlich jemand früher war. Auch Menschen ohne Vorerfahrung können von sanften Trainingsformen profitieren: Spazierengehen, Nordic Walking, Tai Chi, Schwimmen, Radfahren, funktionelles Krafttraining oder therapeutisches Yoga. Viele berichten, dass der schwierigste Schritt nicht das Training selbst ist – sondern das Anfangen. Unterstützung durch Gruppen, feste Termine, Trainer:innen mit Parkinson-Erfahrung oder digitale Programme kann hier eine große Hilfe sein.

Was alle Betroffenen gemeinsam haben: Bewegung bedeutet mehr als Mobilität. Sie ist eine Form der Selbstwirksamkeit. Ein Moment, in dem man nicht nur behandelt wird, sondern selbst etwas tut. Für sich. Für die eigene Gegenwart. Für das, was bleibt – und vielleicht sogar besser wird.

Oder, wie Michael es sagt: „Ich weiß nicht, was morgen kommt. Aber heute bin ich gegangen. Und das zählt."

## 8.2 Ernährungsumstellung und gesunde Lebensgewohnheiten

Für viele Menschen mit Parkinson beginnt nach der Diagnose eine Phase der Verunsicherung. Was ist noch möglich? Was darf ich essen? Was hilft – und was schadet vielleicht sogar? In dieser Phase suchte auch Karin, 67, Orientierung. „Ich hatte viele Fragen – und wenig Antworten. Erst durch eine Ernährungsberatung wurde mir klar, wie sehr ich selbst Einfluss nehmen kann."

Karin lebt seit sieben Jahren mit der Diagnose Parkinson. Nach anfänglicher Skepsis entschied sie sich, ihre Lebensweise grundlegend zu überdenken. „Nicht radikal, aber bewusst", wie sie betont. Sie stellte ihre Ernährung Schritt für Schritt um: mehr frisches Gemüse, weniger Fertigprodukte, regelmäßige Mahlzeiten, ausreichend Flüssigkeit. Besonders gut tut ihr die **mediterrane Küche**, die reich an ungesättigten Fettsäuren, Antioxidantien und pflanzlichen Eiweißen ist. Auch fermentierte Lebensmittel wie Joghurt, Sauerkraut oder Kefir hat sie neu für sich entdeckt – mit Blick auf ihre Darmgesundheit, die sie nun als wichtigen Faktor in ihrer Behandlung versteht.

„Ich habe nicht abgenommen oder zugenommen – aber ich fühle mich klarer", sagt sie. Ihre Verdauung habe sich verbessert, die Medikamente wirkten konstanter, und sie habe weniger das Gefühl, ausgeliefert zu sein. „Das Essen ist für mich zu einer Kraftquelle geworden – nicht nur körperlich, sondern auch emotional."

Karin geht heute einmal wöchentlich auf den Wochenmarkt, plant ihre Mahlzeiten bewusst und nimmt sich Zeit fürs Kochen. Was früher lästig war, ist zu einem Ritual geworden – einer kleinen Form von Selbstfürsorge im Alltag. Auch auf andere Lebensgewohnheiten achtet sie heute mehr: ausreichend Schlaf, regelmäßige Bewegung, Entspannung und soziale

Kontakte. „Ich merke, dass diese Bausteine zusammenwirken. Es ist nicht das eine große Ding – sondern viele kleine Dinge, die sich summieren.“

Viele Menschen mit Parkinson berichten ähnlich: Eine ausgewogene Ernährung kann nicht heilen – aber sie kann **den Krankheitsverlauf positiv beeinflussen, die Verträglichkeit von Medikamenten verbessern, das Wohlbefinden steigern und nicht-motorische Symptome mildern.** Besonders hilfreich ist es, auf eine regelmäßige Eiweißverteilung zu achten, genügend Ballaststoffe aufzunehmen, ausreichend zu trinken und stark verarbeitete Lebensmittel möglichst zu meiden.

Es muss dabei nicht perfekt sein. Auch Karin erlaubt sich Ausnahmen – „ein gutes Stück Kuchen gehört für mich zum Leben dazu“. Aber sie hat gelernt, auf ihren Körper zu hören. „Manchmal merke ich genau, was mir guttut – und was mich eher runterzieht. Früher habe ich das übergangen. Heute nehme ich mich ernster.“

Ihr Fazit: „Ich kann Parkinson nicht wegessen. Aber ich kann mich besser versorgen. Und das verändert mehr, als ich dachte.“

### 8.3    Struktur und Routine im Alltag etablieren

Nach der Diagnose Parkinson verändert sich für viele Betroffene nicht nur der Körper – auch das Zeitgefühl, die Belastbarkeit und das Selbstvertrauen geraten ins Wanken. Viele beschreiben das Gefühl, den inneren Takt zu verlieren: Unregelmäßige Bewegungsphasen, unvorhersehbare Schwankungen im Befinden und das ständige Mitdenken bei scheinbar einfachen Abläufen stellen hohe Anforderungen an das tägliche Leben.

So ging es auch Thomas, 58 Jahre alt, bei dem vor vier Jahren die Diagnose gestellt wurde. „Ich hatte das Gefühl, dass mir alles entgleitet – mein Arbeitstag, meine Freizeit, sogar mein Schlaf. Ich war ständig erschöpft, aber trotzdem unruhig." Erst durch die Unterstützung eines Parkinson-Nurses begann er, bewusst Struktur in seinen Tag zu bringen – und mit ihr neue Sicherheit.

Thomas begann mit einfachen Ritualen: Aufstehen, waschen, anziehen – immer zur gleichen Zeit. Dann ein kleiner Spaziergang vor dem Frühstück. Später feste Ruhezeiten, klar definierte Bewegungsphasen, regelmäßige Mahlzeiten. „Es war, als hätte ich meinem Körper eine Sprache angeboten, die er wieder versteht." Was wie eine Einschränkung wirkt, wurde für ihn zum tragenden Rahmen: **Routine nicht als Zwang, sondern als Halt**.

Besonders hilfreich war dabei das Führen eines Tagesplans. Darin notierte er, wann er seine Medikamente einnahm, welche Tätigkeiten ihm leicht- oder schwerfielen, wann gute Phasen auftraten – und wann nicht. Diese Beobachtungen machten Zusammenhänge sichtbar, halfen bei Arztgesprächen und gaben ihm das Gefühl, nicht mehr nur reaktiv zu leben, sondern mitzugestalten.

Auch im Haushalt und im sozialen Leben begann Thomas, sich **realistische Ziele zu setzen** – kleine, erreichbare Schritte, die nicht überfordern, sondern ermutigen. „Ich plane heute nicht mehr für einen perfekten Tag – sondern für einen machbaren. Und wenn ich etwas geschafft habe, hake ich es ab. Das ist mein Erfolg."

Viele Menschen mit Parkinson berichten, dass eine gewisse **Vorhersehbarkeit** im Tagesablauf körperliche und psychische Stabilität fördert. Ungeplante Aktivitäten, wechselnde Medikamenteninervalle oder Überforderung in Alltagssituationen können das Gleichgewicht stören – während ein wohlstrukturierter Rahmen helfen kann, Ressourcen besser zu nutzen. Auch Angehörige profitieren oft von klaren Rhythmen: Sie wissen, wann Unterstützung gebraucht wird – und wann Zeit für sich selbst bleibt.

Struktur heißt dabei nicht, alles minutiös zu planen. Es heißt, dem Tag eine Form zu geben – und sich selbst darin wiederzufinden. Für Thomas ist diese Haltung zu einem zentralen Werkzeug geworden. „Ich habe mein Leben nicht zurückbekommen – aber ich habe gelernt, es anders zu gestalten. Und das fühlt sich wieder nach mir an."

## 8.4    Anpassung des Wohnumfeldes

Für viele Menschen mit Parkinson beginnt die größte Herausforderung nicht draußen, sondern drinnen: im eigenen Zuhause. Türen, die zu schmal sind, Teppiche, die zur Stolperfalle werden, Lichtschalter an ungünstigen Stellen oder Badezimmer ohne Haltegriffe – all das kann den Alltag erschweren, verunsichern oder gar gefährlich machen. Gleichzeitig ist das Zuhause der Ort, an dem sich die meisten Betroffenen am sichersten fühlen – solange es sich an ihre Bedürfnisse anpassen lässt.

So ging es auch Helga, 74 Jahre alt, die seit über zehn Jahren mit Parkinson lebt. „Ich habe immer gern allein gewohnt. Aber irgendwann merkte ich: Ich fange an, mich in meiner Wohnung zu fürchten." Nach einem Sturz im Flur, der glücklicherweise glimpflich verlief, beschloss sie, ihre Wohnung umzugestalten – nicht aus Angst, sondern aus Verantwortung für sich selbst.

Zusammen mit einer Wohnberaterin ließ sie zunächst eine Bestandsaufnahme machen: Wo sind Engstellen? Welche Bewegungsabläufe wiederholen sich täglich? Was fällt schwer – was geht leicht? Daraufhin wurde der Flur entrümpelt, Haltegriffe im Bad angebracht, ein Duschsitz montiert, lose Teppiche entfernt. Im Schlafzimmer wurde das Bett leicht erhöht, sodass das Aufstehen einfacher fiel. Im Wohnzimmer wich der niedrige Couchtisch einem stabileren Modell mit mehr Bewegungsfreiheit. „Es waren keine riesigen Umbauten", sagt Helga, „aber sie haben mir ein Gefühl der Kontrolle zurückgegeben."

Auch die Küche wurde leicht verändert: häufig genutzte Dinge wurden griffbereit in Brusthöhe verstaut, ein Hocker für Pausen beim Kochen angeschafft, eine rutschfeste Matte vor der Spüle ausgelegt. Lichtquellen wurden heller, Bewegungsmelder im Flur montiert, und ein Hausnotruf-System ergänzt das Sicherheitsgefühl. „Heute ist meine Wohnung nicht nur sicherer, sondern auch ruhiger geworden – ich muss weniger improvisieren."

Viele Betroffene erleben Ähnliches: Wenn das Wohnumfeld mit der Erkrankung mitwächst, bleibt mehr Energie für die wirklich wichtigen Dinge. Besonders hilfreich ist dabei eine frühzeitige Auseinandersetzung – nicht erst nach einem Sturz oder bei Pflegebedürftigkeit. Wohnraumberatung, oft kostenlos über Pflegekassen oder Sozialdienste vermittelt, kann dabei gezielt unterstützen.

Auch technische Hilfsmittel wie automatische Herdabschaltungen, Sprachassistenten, Aufstehhilfen oder spezielle Rollatoren für den Innenbereich können zur Entlastung beitragen – genauso wie einfache Lösungen: eine stabile Sitzbank im Flur, große Schalter, rutschfeste Schuhe am Wohnungseingang.

Für Helga war die Wohnraumanpassung mehr als eine praktische Maßnahme. „Ich habe mein Zuhause nicht aufgegeben – ich habe es neu erobert." Heute kann sie wieder allein duschen, kochen, sich frei bewegen. Und sie weiß: Wenn sich die Krankheit verändert, wird sich auch die Wohnung verändern. Schritt für Schritt. So wie sie selbst.

## 8.5 Herausforderungen im Alltag meistern

Das Leben mit Parkinson ist oft von außen nicht vollständig sichtbar. Viele Herausforderungen finden im Verborgenen statt: tiefe Erschöpfung, plötzliche Antriebslosigkeit, das Gefühl von innerer Unruhe oder kognitiven Einbußen. Neben den sichtbaren Bewegungsstörungen belasten **nicht-motorische Symptome** viele Betroffene ebenso stark – manchmal sogar mehr. Sie sind schwerer zu greifen, schwerer zu erklären – aber nicht weniger real.

So berichtet Andreas, 63, von einer Müdigkeit, die sich nicht ausruhen lässt. „Es ist, als ob jemand den Stecker zieht – und ich stehe neben mir." Die sogenannte **Fatigue** ist ein häufiges Phänomen bei Parkinson. Sie tritt unabhängig von körperlicher Anstrengung auf und kann jeden Teil des Tages betreffen. Was hilft? Für Andreas waren regelmäßige Ruhezeiten, eine Reduktion unnötiger Termine und der bewusste Umgang mit seinen Energiephasen entscheidend. „Ich habe gelernt, meine Kräfte einzuteilen – und mir Ruhe zu erlauben, ohne Schuldgefühl."

Neben körperlicher Erschöpfung machen vielen Betroffenen auch **psychische Belastungen** zu schaffen – Ängste, depressive Verstimmungen, emotionale Überforderung. Gerade in der Frühphase der Erkrankung treten häufig Sorgen über die Zukunft, Unsicherheiten im sozialen Umfeld oder ein Rückzug aus dem gewohnten Leben auf. Auch Heike, 54, kennt diese Seite gut: „Ich hatte das Gefühl, dass ich nicht mehr ich bin – und nicht weiß, wie es weitergeht." Sie nahm frühzeitig psychologische Hilfe in Anspruch und fand später in einer Selbsthilfegruppe Halt. „Es hat mir geholfen zu verstehen, dass ich mit meinen Gedanken nicht allein bin."

Die Parkinson-Krankheit kann auch die **kognitive Leistungsfähigkeit** beeinträchtigen – etwa durch verlangsamtes Denken, Konzentrationsschwierigkeiten oder Wortfindungsstörungen.

Nicht jede Veränderung ist dramatisch, aber viele sind spürbar. Für Petra, 68, war es das Lesen, das ihr Mühe bereitete. „Früher war ein Buch meine Welt – heute brauche ich Pausen, lese langsamer, schreibe mir Dinge auf." Sie nutzt heute Merklisten, strukturiert ihren Alltag klarer und setzt auf einfache Routinen. Auch kognitives Training, Gedächtnisspiele oder das bewusste Üben neuer Abläufe helfen ihr, wach zu bleiben – geistig und emotional.

Was alle drei gemeinsam haben: Sie haben Wege gefunden, **ihre Grenzen zu akzeptieren, ohne sich mit ihnen abzufinden**. Sie haben sich informiert, Hilfe gesucht, mit anderen ausgetauscht. Vor allem aber haben sie sich erlaubt, nicht jeden Tag stark sein zu müssen – sondern an manchen Tagen einfach Mensch zu sein.

Die täglichen Herausforderungen mit Parkinson sind real. Aber ebenso real ist die Fähigkeit, sich anzupassen, zu lernen, zu wachsen – manchmal langsam, manchmal überraschend kraftvoll. Und oft beginnt es mit dem Satz: „Ich darf das ernst nehmen – und trotzdem hoffen."

### 8.6 Probleme im sozialen und beruflichen Umfeld bewältigen

Die Parkinson-Erkrankung verändert vieles – nicht nur im Inneren, sondern auch in der Außenwelt. Viele Betroffene erleben nach der Diagnose eine Phase, in der sie ihre Rolle im sozialen und beruflichen Umfeld neu definieren müssen. Freunde, Kolleg:innen, Vorgesetzte, selbst langjährige Wegbegleiter reagieren nicht immer verständnisvoll – manchmal mit Zurückhaltung, manchmal mit gut gemeinter Überfürsorglichkeit, manchmal mit Schweigen. Was fehlt, ist oft nicht das Mitgefühl, sondern die Sprache.

Für Stefanie, 49, war der soziale Rückzug nach der Diagnose fast schlimmer als die Krankheit selbst. „Ich hatte das Gefühl, dass ich plötzlich nur noch ‚die mit Parkinson' war – als ob all meine anderen Eigenschaften verschwunden wären." In der ersten Zeit erzählte sie kaum jemandem davon. Sie hatte Angst, bemitleidet zu werden, oder schlimmer: ignoriert. Erst ein offenes Gespräch mit einer langjährigen Freundin half ihr, die Mauer zu durchbrechen. „Sie sagte: ‚Ich hab gemerkt, dass du dich zurückziehst – aber ich wusste nicht, ob ich fragen darf.'" Dieses Gespräch wurde zum Wendepunkt.

Auch im beruflichen Kontext war es für Stefanie nicht leicht. Sie arbeitete in einer leitenden Position, war viel unterwegs, hatte Verantwortung. Nach der Diagnose versuchte sie, „normal" weiterzumachen – bis die Erschöpfung, die verlangsamten Bewegungen und die Unsicherheit sie einholten. In einem klärenden Gespräch mit ihrem Vorgesetzten wurde deutlich, dass eine Veränderung notwendig war. Heute arbeitet sie mit reduziertem Pensum, in einer beratenden Rolle – und fühlt sich wieder als Teil des Teams. „Es war ein Schritt zurück im Außen – aber ein Schritt nach vorn in mir."

Viele Menschen mit Parkinson erleben Spannungen im sozialen Umfeld: Freundschaften verändern sich, Verabredungen werden seltener, Einladungen bleiben aus. Oft geschieht das nicht aus Ablehnung, sondern aus Unsicherheit. Umso wichtiger ist es, **offen über die Erkrankung zu sprechen**, ohne sich auf sie zu reduzieren. Wer erklärt, was gerade hilft – und was nicht –, gibt anderen die Chance, sich angemessen zu verhalten. Dabei helfen Selbsthilfegruppen, Beratungsgespräche oder der Austausch mit anderen Betroffenen, um Worte für das eigene Erleben zu finden.

Auch im Beruf sind Ehrlichkeit und gute Kommunikation entscheidend. Nicht immer ist sofort eine Umstellung nötig – aber manchmal entlastet es sehr, Aufgaben neu zu verteilen, flexible Arbeitszeiten zu vereinbaren oder Unterstützung durch Schwerbehindertenvertretung oder Integrationsdienste in Anspruch zu nehmen. Wichtig ist, **sich nicht aus Scham selbst zu isolieren**, sondern aktiv nach Lösungen zu suchen, die realistisch und lebbar sind.

Stefanie sagt heute: „Ich habe gelernt, dass nicht alle Menschen bleiben – aber dass die, die bleiben, mich wirklich sehen. Und dass es okay ist, Hilfe anzunehmen, ohne schwach zu sein."

Soziale Teilhabe, berufliche Anerkennung und menschliche Nähe bleiben möglich – auch mit Parkinson. Vielleicht auf neue Weise. Vielleicht mit mehr Ehrlichkeit, mit klareren Grenzen, mit tieferer Verbindung. Denn wo Krankheit sichtbar wird, kann auch Menschlichkeit wachsen – im Gegenüber und in einem selbst.

## 8.7 Anpassung und Akzeptanz der Krankheit fördern

Die Diagnose Parkinson ist für viele Menschen ein Einschnitt – nicht nur medizinisch, sondern existenziell. Sie verändert das Selbstbild, das Gefühl von Kontrolle und die Perspektive auf das eigene Leben. Die erste Reaktion ist oft von Schock, Verdrängung oder Wut geprägt. Danach beginnt ein Prozess, der Zeit braucht: der Weg zur **inneren Annahme** der Erkrankung, zur Anpassung an neue Lebensbedingungen – und vielleicht sogar zu einem neuen Selbstverständnis.

Für Rainer, 66, war dieser Weg alles andere als geradlinig. „Ich habe zuerst alles versucht, um die Krankheit zu überlisten", sagt er. Er übertrieb das Training, nahm Medikamente unregelmäßig, ignorierte Warnsignale. „Ich wollte beweisen, dass ich stärker bin – aber ich war vor allem müde." Erst als sich seine Symptome verschlechterten, begann er innezuhalten. Eine längere Reha und Gespräche mit anderen Betroffenen halfen ihm, seine Haltung zu verändern. „Heute sehe ich Parkinson nicht mehr als Gegner, sondern als Begleiter, den ich ernst nehmen muss – aber nicht fürchten."

Akzeptanz bedeutet für ihn nicht Resignation – sondern **ein Ja zu dem, was ist**, ohne sich damit abzufinden. Es bedeutet, mit Einschränkungen zu leben, ohne sich über sie zu definieren. Und es bedeutet, immer wieder neu zu entscheiden, wie man auf das reagiert, was sich nicht ändern lässt – und was man dennoch gestalten kann.

Auch Susanne, 59, beschreibt diesen Prozess als schrittweise Bewegung zwischen Widerstand und Anpassung. „Ich habe lange gedacht, dass Akzeptanz Schwäche ist. Heute weiß ich: Sie ist eine Form von Stärke." Für sie begann die Veränderung, als sie sich erlaubte, traurig zu sein – und nicht mehr gegen jedes Gefühl ankämpfen zu müssen. „Ich konnte erst loslassen, als ich aufhörte, perfekt funktionieren zu wollen."

Beide berichten, dass Gespräche mit anderen Betroffenen, achtsame Selbstbeobachtung und unterstützende Therapien – etwa Psychotherapie, Achtsamkeitstraining oder spirituelle Begleitung – ihnen halfen, den inneren Umgang mit der Krankheit zu verändern. Auch kreative Tätigkeiten, Naturerleben und humorvolle Momente spielten eine wichtige Rolle: nicht als Ablenkung, sondern als Ausdruck des Lebendigen.

Akzeptanz ist keine einmalige Entscheidung, sondern ein dynamischer Prozess. Es gibt gute Tage, an denen man gelassen bleibt – und schwierige, an denen alte Ängste zurückkehren. Doch wer die Krankheit nicht ständig verdrängen muss, gewinnt oft neue Energie – für das, was trotzdem möglich ist. Für Beziehungen, Interessen, Reisen, Austausch, Alltag. Für das Leben – anders, aber nicht weniger wertvoll.

Oder wie Rainer es sagt: „Ich hätte mir mein Leben anders gewünscht. Aber ich bin immer noch ich. Und ich lebe. Jeden Tag. Mit Parkinson – und mit Hoffnung."

**Kapitel 9:**   **Praktische Tipps und Quellen**

Nach den persönlichen Erfahrungen und medizinischen Grundlagen bietet dieses Kapitel eine Sammlung **praktischer Hilfen, Hinweise und weiterführender Informationen.** Es richtet sich an alle, die mit Parkinson leben oder unterstützen – und sich fragen, wie sich der Alltag erleichtern lässt, welche Ansprechpartner es gibt, welche Möglichkeiten zur Unterstützung bestehen und wo man sich gut informiert weiter vertiefen kann.

Die hier zusammengestellten Tipps basieren auf Erfahrungen von Betroffenen, Empfehlungen aus Fachkreisen und Erkenntnissen aus der Praxis. Sie sollen Mut machen, selbst aktiv zu werden – im eigenen Tempo, nach den eigenen Möglichkeiten. Ob es um Alltagshilfen, Mobilität, Ernährung, Kommunikation, Pflege oder digitale Tools geht: Kleine Veränderungen können oft eine große Wirkung entfalten.

Zugleich versteht sich dieses Kapitel als **Wegweiser:** zu vertrauenswürdigen Organisationen, qualitätsgesicherten Informationsquellen, Apps, Beratungsangeboten und Anlaufstellen in Deutschland, Österreich und der Schweiz. Denn bei aller Eigeninitiative ist niemand darauf angewiesen, diesen Weg allein zu gehen.

Die Auswahl erhebt keinen Anspruch auf Vollständigkeit – aber auf Verlässlichkeit. Und sie darf wachsen: durch neue Erfahrungen, durch Hinweise von Leser:innen, durch das, was in Bewegung bleibt.

Denn das Leben mit Parkinson verlangt Orientierung – aber es lebt von der Offenheit, immer wieder neu zu fragen: *Was hilft mir heute? Was könnte morgen möglich sein?*

## 9.1 Checklisten für den Alltag

Der Alltag mit Parkinson verlangt Organisation, Aufmerksamkeit und manchmal auch Geduld. Viele Dinge, die früher nebenbei liefen, müssen nun bewusster geplant werden: Medikamenteneinnahme, Bewegung, Ruhepausen, Arzttermine oder einfache Abläufe im Haushalt. Gerade bei kognitiver Belastung, bei Erschöpfung oder motorischer Unsicherheit kann es helfen, mit **Checklisten zu arbeiten** – nicht als starrer Plan, sondern als verlässliche Orientierungshilfe.

Checklisten entlasten. Sie erinnern, strukturieren, geben Sicherheit – und fördern die Selbstständigkeit. Sie können auf Papier geführt werden, in Apps hinterlegt oder als Magnettafel am Kühlschrank hängen. Wichtig ist: Sie passen zum eigenen Rhythmus und lassen sich flexibel anpassen. Im Folgenden findest du einige bewährte Beispiele, die individuell erweitert werden können.

### Tägliche Selbstfürsorge – Erinnerungshilfe für den Alltag

☐ Habe ich meine Medikamente eingenommen – zur richtigen Zeit, in der richtigen Dosis?

☐ Habe ich ausreichend getrunken (mindestens 1,5–2 Liter)?

☐ Habe ich mich mindestens 30 Minuten bewegt (gehen, dehnen, üben, tanzen ...)?

☐ Habe ich bewusst Pausen gemacht – auch ohne schlechtes Gewissen?

☐ Habe ich etwas gegessen, das mir gut tut – frisch, nährstoffreich, leicht bekömmlich?

☐ Habe ich ein Gespräch geführt oder Kontakt gepflegt – mit anderen oder mit mir selbst?

☐ Habe ich mir einen Moment der Freude oder Entspannung erlaubt?

## Wöchentliche Planung – für mehr Übersicht

☐ Sind alle Arzt- oder Therapietermine notiert?
☐ Muss ein Rezept erneuert oder ein Medikament nachbestellt werden?
☐ Gibt es Bewegungsangebote oder Gruppentreffen, die ich nutzen möchte?
☐ Habe ich Zeiträume für Erholung, Haushalt, Einkäufe oder soziale Kontakte eingeplant?
☐ Möchte ich etwas Neues ausprobieren (z. B. Ernährung, Musik, Lektüre, Hobby)?
☐ Gibt es offene Fragen, die ich mit meinem Arzt oder meiner Ärztin klären möchte?

## Sicher zuhause – Wohnumfeld-Check

☐ Sind Wege in der Wohnung frei von Stolperfallen (Teppiche, Kabel, Möbelkanten)?
☐ Gibt es Haltegriffe im Bad, rutschfeste Matten und gut erreichbare Ablagen?
☐ Ist die Beleuchtung ausreichend – besonders in Flur, Bad und Schlafzimmer?
☐ Sind wichtige Dinge (Telefon, Hausnotruf, Medikamente) leicht erreichbar?
☐ Funktionieren Klingel, Lichtschalter, Herd und Geräte zuverlässig?
☐ Gibt es eine Person, die ich bei Problemen kurzfristig kontaktieren kann?

**Vorbereitung für Arztgespräche**

☐ Welche Symptome haben sich verändert – besser, schlechter oder neu hinzugekommen?

☐ Wie wirkt das aktuelle Medikament – zu stark, zu schwach, mit Nebenwirkungen?

☐ Gibt es Schwierigkeiten im Alltag (Bewegung, Schlaf, Stimmung, Denken)?

☐ Was hat mir gutgetan – körperlich oder seelisch?

☐ Welche Fragen habe ich? (am besten vorher notieren)

☐ Möchte ich eine Begleitperson mitnehmen, die mich unterstützt?

## 9.2 Hilfsmittel und Alltagshilfen

Das Leben mit Parkinson bringt Veränderungen mit sich – körperlich, organisatorisch, emotional. Doch viele dieser Herausforderungen lassen sich mit kleinen, gut gewählten Hilfsmitteln abfedern oder sogar deutlich erleichtern. Ob im Haushalt, beim Anziehen, in der Küche oder unterwegs: **Hilfsmittel können Selbstständigkeit sichern, Stürze vermeiden, Kräfte schonen und den Alltag strukturieren.**
Wichtig ist dabei: Hilfsmittel sind keine Zeichen von Schwäche. Im Gegenteil – sie sind Werkzeuge, die Menschen helfen, möglichst lange selbstbestimmt zu bleiben. Sie entlasten auch Angehörige und geben allen Beteiligten das Gefühl, besser vorbereitet zu sein. Viele Hilfsmittel sind über die Krankenkasse oder Pflegeversicherung abrechenbar, andere kosten wenig und lassen sich unkompliziert in den Alltag integrieren.
Im Folgenden findest du eine Auswahl erprobter Alltagshilfen, sortiert nach Lebensbereichen:

## Bewegung und Mobilität

- Gehhilfen mit integrierter Laserlinie: helfen bei Free-zing-Episoden (plötzlichem Einfrieren des Gangs), indem sie einen visuellen Reiz zum Weitergehen geben.
- Rollatoren mit Sitzfläche: ermöglichen Mobilität und gleichzeitig Pausen. Achte auf Wendigkeit und gute Bremsen.
- rutschfeste Einlagen, Schuhe mit Klettverschluss oder Fersenschlupf: erleichtern An- und Ausziehen und bieten besseren Halt.
- Treppenstufenhilfe und Haltegriffe: erhöhen die Sicherheit im Innen- und Außenbereich.

## Essen und Trinken

- Besteck mit verdickten, rutschfesten Griffen: bei Zittern oder eingeschränkter Feinmotorik.
- Anti-Rutsch-Matten und Teller mit erhöhtem Rand: helfen beim selbstständigen Essen.
- Schnabelbecher oder Trinkhilfen mit Griffen: verringern Verschluckgefahr und erleichtern das Trinken.
- Einkaufstrolleys mit Sitzfunktion oder Halterung für Gehhilfen: ermöglichen selbstständiges Einkaufen und kurze Pausen.

## Bad und Hygiene

- Duschhocker, Badewannenlifter, Haltegriffe: für mehr Sicherheit und Selbstständigkeit beim Waschen.
- elektrische Zahnbürsten und Rasierer: verringern den Kraftaufwand und schonen die Gelenke.
- greiffreundliche Cremedosen, Pumpspender oder Eincremehilfen mit langem Stiel: erleichtern die tägliche Körperpflege.

- Toilettensitzerhöhungen mit Armlehnen: verbessern das Aufstehen und Hinsetzen.

**Anziehen und Haushalt**

- Anziehhilfen für Socken und Schuhe, Knöpfhilfen, Kleiderhaken mit Teleskopstab: ideal bei eingeschränkter Beweglichkeit.
- leichte, ergonomische Haushaltsgeräte: z. B. Wasserkocher mit Stoppfunktion, Scheren mit Federmechanismus, rutschfeste Schneidebretter.
- Zuglaschen an Reißverschlüssen und Magnetknöpfe: ersetzen komplizierte Handgriffe.
- Timer, akustische Erinnerungen oder visuelle Tagespläne: unterstützen die Orientierung.

**Technische Hilfen und smarte Assistenz**

- Hausnotrufsysteme: auf Wunsch mit Sturzsensor oder Sprachfunktion.
- digitale Sprachassistenten (z. B. Alexa, Google Assistant): zur Steuerung von Licht, Musik, Erinnerungen oder Notrufen.
- elektronische Medikamentenspender mit Alarmfunktion: sorgen für regelmäßige Einnahme.
- Apps zur Bewegungserkennung, Erinnerung oder Entspannung: fördern Selbstkontrolle und Selbstwirksamkeit.

## 9.3 Medikamenteneinnahme und Medikamentenpläne

Die medikamentöse Therapie bildet das Rückgrat der Behandlung der Parkinson-Erkrankung. Viele Symptome – insbesondere motorische Einschränkungen wie Zittern, Steifheit oder Bewegungsverlangsamung – lassen sich durch eine individuell abgestimmte Medikamentenkombination wirksam lindern. Dabei kommt es nicht nur auf die Auswahl der Wirkstoffe an, sondern auch auf deren richtige Dosierung, auf den Zeitpunkt der Einnahme und auf einen verlässlichen Umgang im Alltag. Gerade dieser Teil kann im Verlauf der Erkrankung zur Herausforderung werden – denn mit zunehmender Therapiedauer steigt oft die Anzahl der täglichen Einnahmen, und das Zusammenspiel zwischen Medikamenten, Nahrungsaufnahme, Bewegung und Tagesrhythmus wird komplexer.

Viele Betroffene berichten, dass sie sich anfangs unsicher fühlten, wann und wie sie ihre Tabletten einnehmen sollen – besonders, wenn mehrere Präparate zu unterschiedlichen Zeiten erforderlich sind. Hier hilft ein klar strukturierter Medikamentenplan. Wer ihn gut in den eigenen Alltag integriert, gewinnt nicht nur Sicherheit, sondern oft auch mehr Wirkung bei weniger Nebenwirkungen. Ein solcher Plan sollte alle Medikamente mit Namen, Dosierung, Uhrzeit und Hinweisen zur Einnahme enthalten. Wichtig ist, dass diese Informationen gut lesbar sind und regelmäßig aktualisiert werden – sei es auf Papier, über eine App oder durch die Unterstützung von Angehörigen.

Eine durchdachte Organisation kann vieles erleichtern. Wer seine Medikamente zur richtigen Zeit nimmt, etwa unabhängig von eiweißreichen Mahlzeiten, unterstützt ihre optimale Wirkung. Kleine Routinen – wie feste Plätze für Medikamentenboxen, akustische Erinnerungen oder visuelle Tagespläne – können helfen, auch in herausfordernden Situationen den Überblick zu behalten. Dabei ist es sinnvoll, bei jedem Arztbesuch eine aktuelle Liste aller Präparate mitzuführen und auch begleitenden Personen einen groben Überblick zu ermöglichen. So können mögliche Wechselwirkungen schneller erkannt und unnötige Risiken vermieden werden.

Gerade bei feinmotorischen Einschränkungen kann die Handhabung einzelner Tabletten mühsam sein. In solchen Fällen kann das Verblistern durch die Apotheke oder die Verwendung elektronischer Medikamentenspender mit Erinnerungsfunktion hilfreich sein. Auch farbliche Markierungen oder eine Unterstützung durch Angehörige und Pflegekräfte können Sicherheit schaffen. Wichtig ist in jedem Fall, dass Änderungen an der Medikation nicht eigenständig vorgenommen werden – auch dann nicht, wenn man den Eindruck hat, dass es „gerade besser läuft" oder dass Nebenwirkungen auftreten. Jede Veränderung sollte ärztlich begleitet werden, um unerwünschte Effekte zu vermeiden und die Behandlung gezielt weiterzuentwickeln.

Die medikamentöse Therapie ist kein starres Schema, sondern ein dynamischer Prozess, der immer wieder überprüft und angepasst werden darf – etwa bei Veränderungen im Gesundheitszustand, bei Reisen, bei Operationen oder im Alter. Wer seinen Medikamentenplan kennt, gut mit den behandelnden Fachkräften kommuniziert und auf die Signale des eigenen Körpers achtet, schafft eine tragfähige Grundlage für ein stabileres Leben mit Parkinson. Denn auch wenn die Krankheit nicht heilbar ist, lässt sich mit einer gut abgestimmten Therapie und einer gewissen Achtsamkeit im Alltag viel Lebensqualität erhalten – Tag für Tag, Tablette für Tablette.

## 9.4 Apps und digitale Tools für Parkinson-Betroffene

Die Digitalisierung hat auch im Gesundheitsbereich viele neue Möglichkeiten eröffnet – gerade für Menschen mit chronischen Erkrankungen wie Parkinson. Was früher mühsam auf Papier dokumentiert oder allein im Gedächtnis behalten werden musste, kann heute durch digitale Helfer strukturiert, vereinfacht und ergänzt werden. Apps, smarte Geräte und digitale

Tagebücher können dabei helfen, Symptome besser zu beobachten, die Medikamenteneinnahme im Blick zu behalten oder gezielte Bewegungsübungen in den Alltag zu integrieren. Viele Parkinson-Betroffene nutzen inzwischen einfache Erinnerungsfunktionen auf dem Smartphone, um sich an Medikamente, Bewegung oder Termine zu erinnern. Darüber hinaus gibt es spezielle Apps, die genau auf die Bedürfnisse bei Parkinson abgestimmt sind. Sie bieten beispielsweise die Möglichkeit, tägliche Schwankungen im Befinden zu dokumentieren, Freezing-Episoden oder Tremor zu erfassen, Sprachübungen durchzuführen oder Gangverhalten aufzuzeichnen. Manche Apps sind so konzipiert, dass sie Informationen automatisch an das Behandlungsteam übermitteln oder Verlaufskurven darstellen, die bei Arztgesprächen hilfreich sein können.

Auch Bewegung lässt sich digital unterstützen. Es gibt Anwendungen, die ein individuelles Gehtraining anleiten, Tai-Chi-Übungen für zuhause zeigen oder tanzbasierte Programme anbieten, die Koordination und Gleichgewicht fördern – spielerisch und motivierend. Andere Apps helfen bei der kognitiven Aktivierung, bieten Denksportaufgaben oder Sprachspiele, die gezielt auf Bereiche ausgerichtet sind, die bei Parkinson nachlassen können.

Neben den Apps für Betroffene selbst gibt es auch Tools, die Angehörige unterstützen – etwa bei der Organisation von Pflegezeiten, der Kommunikation mit Behandelnden oder der Erinnerung an gemeinsame Aktivitäten. Auch digitale Tagebuchfunktionen, in denen Stimmung, Schlafqualität oder Verdauung dokumentiert werden, können wertvolle Hinweise liefern – sowohl für die persönliche Selbstbeobachtung als auch für die medizinische Begleitung.

Wichtig bei der Nutzung digitaler Helfer ist, dass sie zum eigenen Alltag passen. Nicht jede App ist sinnvoll oder notwendig – und nicht jede ist leicht zu bedienen. Viele Betroffene bevorzugen Anwendungen mit klarer Oberfläche, großen Symbolen, guter Lesbarkeit und einfacher Bedienlogik. Es lohnt sich, neue Tools zunächst in Ruhe auszuprobieren, eventuell mit Unterstützung durch Angehörige, Therapeut:innen oder Digital-Lotsen, die in vielen Regionen speziell für ältere Menschen angeboten werden.

Auch beim Thema Datenschutz gilt es, genau hinzusehen: Seriöse Apps erklären klar, wie mit persönlichen Gesundheitsdaten umgegangen wird, welche Informationen gespeichert werden und ob eine Verbindung zu Ärzt:innen oder externen Stellen besteht. Empfehlenswert sind Anwendungen, die von Fachgesellschaften empfohlen oder in ärztlicher Begleitung entwickelt wurden – idealerweise auch in deutscher Sprache und mit Datenschutz nach europäischen Standards.

Digitale Hilfsmittel können das Leben mit Parkinson nicht ersetzen – aber sie können es in vielerlei Hinsicht strukturieren, entlasten und bereichern. Wer offen ist für Neues, findet hier oft wertvolle Unterstützung: nicht technikgetrieben, sondern alltagsnah. Und vor allem individuell – denn auch in der digitalen Welt gilt: Was hilft, ist gut.

## 9.5 Adressen spezialisierter Parkinson-Zentren und Kliniken

Parkinson ist eine komplexe Erkrankung, die viele Lebensbereiche betrifft – körperlich, seelisch, sozial. Entsprechend vielfältig sind die Anforderungen an eine gute Versorgung. Neben Hausärzt:innen und niedergelassenen Neurolog:innen kann es besonders in schwierigen oder fortgeschrittenen Verläufen sinnvoll sein, sich an ein spezialisiertes Parkinson-Zentrum oder eine Klinik mit ausgewiesener Expertise zu wenden. Dort arbeiten Fachteams interdisziplinär zusammen, um Diagnostik, Therapie, Beratung und Begleitung aufeinander abzustimmen – individuell, vernetzt und auf dem neuesten Stand der Wissenschaft.

Spezialisierte Parkinson-Zentren bieten nicht nur eine vertiefte medizinische Behandlung, sondern häufig auch Zugang zu ergänzenden Therapieangeboten: Physiotherapie, Logopädie, Ergotherapie, neuropsychologische Diagnostik, Beratung zur Medikation oder Hilfsmittelnutzung. In vielen Fällen sind auch soziale Dienste, Pflegeexpert:innen und Parkinson Nurses eingebunden, sodass ein umfassender Blick auf die jeweilige Lebenssituation möglich wird. Diese Zentren sind besonders dann hilfreich, wenn Unsicherheiten in der Diagnose bestehen, die medikamentöse Einstellung schwierig ist, Begleiterkrankungen auftreten oder über technische Therapien wie Pumpen oder Tiefe Hirnstimulation nachgedacht wird.

Auch für eine Reha oder eine stationäre Behandlungsphase bieten spezialisierte Kliniken Vorteile: Die Patient:innen stehen im Mittelpunkt eines interdisziplinären Teams, das Erfahrung im Umgang mit Parkinson hat – von der ärztlichen Betreuung über therapeutische Angebote bis hin zur psychosozialen Begleitung.

In Deutschland gibt es zahlreiche neurologische Fachkliniken und Parkinson-Schwerpunktzentren, die eng mit Forschungseinrichtungen, Selbsthilfeverbänden und Netzwerken zusammenarbeiten. Dazu zählen unter anderem Einrichtungen der Deutschen Parkinson Gesellschaft (DPG), spezialisierte Universitätskliniken sowie zertifizierte Kompetenzzentren für Bewegungsstörungen. Auch in Österreich und der Schweiz bestehen Parkinson-Ambulanzen, Therapiezentren und Rehabilitationskliniken mit langjähriger Erfahrung.

Viele dieser Einrichtungen bieten Online-Verzeichnisse, telefonische Beratungen oder Vermittlungsdienste an. Auch behandelnde Neurolog:innen können Hinweise geben und Überweisungen ausstellen. Wichtig ist, dass ein solches Zentrum erreichbar bleibt – sei es vor Ort, über regionale Netzwerke oder zunehmend auch über telemedizinische Angebote. Eine gezielte Vorstellung in einer spezialisierten Einrichtung kann nicht nur medizinisch weiterhelfen, sondern auch Mut machen: zu erfahren, dass man mit seinen Fragen nicht allein ist, dass viele Wege möglich sind – und dass es Orte gibt, an denen man mit Zeit, Erfahrung und einem offenen Ohr empfangen wird.

Selbsthilfegruppen und Online-Foren bieten Parkinson-Betroffenen eine Plattform, um sich auszutauschen und Unterstützung zu finden. Plattformen wie die „Parkinson's Foundation" oder die „Deutsche Parkinson Vereinigung" stellen digitale Communities und Informationsquellen zur Verfügung.
Auf Plattformen wie YouTube finden sich zahlreiche Videos zu Bewegungsübungen, Atemtechniken und Entspannungsmethoden für Parkinson-Patienten. Online-Kurse bieten Anleitungen für gezielte Trainingsprogramme, die zu Hause durchgeführt werden können.
Webseiten und Apps, wie die der Deutschen Parkinson Gesellschaft, informieren aktuell über neue Therapien und Medikamente. Regelmäßige Informationen halten über aktuelle Entwicklungen und Möglichkeiten im Umgang mit der Krankheit auf dem Laufenden.
Hilfsmittel und Technologien bieten Parkinson-Patienten vielfältige Möglichkeiten, ihre Lebensqualität zu verbessern und ihren Alltag selbstständiger zu gestalten. Vom angepassten Essbesteck über mobile Notrufsysteme bis hin zu intelligenten Assistenten zur Unterstützung alltäglicher Abläufe - die große Auswahl an Hilfsmitteln und digitalen Lösungen kann den Alltag erheblich erleichtern und die Sicherheit und das Wohlbefinden fördern. Die Auswahl der geeigneten Hilfsmittel sollte individuell und in Absprache mit dem Arzt oder Therapeuten

erfolgen, um eine optimale Unterstützung im Alltag zu gewähr-leisten.

Für Menschen mit Parkinson und ihre Angehörigen gibt es in Deutschland, Österreich und der Schweiz zahlreiche Anlauf-stellen, die Unterstützung, Beratung und Information bieten. Hier finden Sie eine Auswahl wichtiger Adressen und Kontakte, die Ihnen helfen können, die richtige Unterstützung in Ihrer Nähe zu finden. Hier finden Sie einige der wichtigsten Anlauf-stellen:

Deutsche Parkinson Vereinigung e.V. (dPV): Die dPV ist eine der größten Selbsthilfeorganisationen für Parkinson-Betroffene in Deutschland. Sie wurde 1981 gegründet und hat heute rund 15.000 Mitglieder sowie über 320 Regionalgruppen und Kon-taktstellen. Die dPV informiert umfassend über die Erkrankung, organisiert Veranstaltungen und fördert den Austausch der Be-troffenen untereinander.

Parkinson Verbund e.V.: Der Parkinson Verbund ist ein Netz-werk von über 30 Selbsthilfegruppen und -einrichtungen, die sich für die Verbesserung der Situation von Parkinson-Betroffe-nen einsetzen. Durch die Bündelung der Kräfte der Selbsthilfe trägt der Verbund zur Verbesserung der Lebensqualität und All-tagsbewältigung bei.

Jung und Parkinson - Die Selbsthilfe e.V.: Der Verein richtet sich speziell an jüngere Parkinson-Betroffene und bietet Un-terstützung, Informationen und Austauschmöglichkeiten, die auf die Bedürfnisse dieser Altersgruppe zugeschnitten sind.

PARKINSonLINE e.V.: PARKINSonLINE ist eine Selbsthilfe-gruppe im Internet, die Betroffenen eine Plattform zum

Austausch bietet. Neben einem Forum und Chatmöglichkeiten werden auch reale Treffen und Workshops organisiert.

Deutsche Parkinson Hilfe e.V.: Die Deutsche Parkinson Hilfe unterstützt Menschen mit Parkinson durch Aufklärung und Förderung komplementärer und alternativer Behandlungsmethoden. Unter anderem finanziert sie Therapieplätze für Betroffene.

Deutsche Gesellschaft für Parkinson und Bewegungsstörungen: Die Gesellschaft fördert die Erforschung und Behandlung von Parkinson und anderen Bewegungsstörungen. Sie informiert Betroffene und Fachleute und unterstützt wissenschaftliche Projekte.

Diese Organisationen bieten vielfältige Unterstützungsmöglichkeiten, von Informationsmaterial über persönliche Beratung bis hin zu lokalen Selbsthilfegruppen. Es empfiehlt sich, mit einer oder mehreren dieser Organisationen Kontakt aufzunehmen, um passende Angebote und Unterstützung zu erhalten. Vergleichbare Organisationen finden sich auch in Österreich:

Österreichische Parkinson Gesellschaft (ÖPG): Die ÖPG ist eine zentrale Anlaufstelle für Informationen rund um die Parkinson-Krankheit. Sie bietet aktuelle Informationen zu Symptomen, Therapien und Behandlungen sowie eine Liste der Parkinson-Ambulanzen in Österreich und in der Schweiz.

Parkinson Selbsthilfe Österreich: Der Dachverband koordiniert Selbsthilfegruppen in ganz Österreich und bietet Betroffenen und Angehörigen Unterstützung und Austauschmöglichkeiten. Eine vollständige Liste der Parkinson-Ambulanzen in Österreich finden Sie auf der Website der Österreichischen Parkinson Gesellschaft.

Gesundheitsportal Österreich: Das offizielle Gesundheitsportal bietet umfassende Informationen über die Krankheit Parkinson, Behandlungsmöglichkeiten und hilfreiche Tipps für den Alltag.
Diese Adressen und Kontakte können Ihnen helfen, die richtige Unterstützung und Informationen zu finden, um den Alltag mit Parkinson besser zu bewältigen.

In der Schweiz stehen Parkinson-Betroffenen und ihren Angehörigen zahlreiche Selbsthilfeangebote zur Verfügung, die Unterstützung, Information und Austausch ermöglichen. Hier einige zentrale Anlaufstellen:

„Parkinson Schweiz" ist eine nationale Organisation, die sich für die Verbesserung der Lebensqualität von Parkinson-Betroffenen und ihren Angehörigen einsetzt. Der gemeinnützige Verein wurde 1985 gegründet und zählt heute über 7'000 Mitglieder. Sie unterstützt zahlreiche Selbsthilfegruppen im ganzen Land, die regelmäßige Treffen für Betroffene und Angehörige anbieten. Die meisten Gruppen sind gemischt, einige nur für Angehörige.

„Selbsthilfe Schweiz" ist die nationale Dachorganisation der regionalen Selbsthilfezentren und -stellen. Sie bietet eine umfangreiche Themenliste an, mit deren Hilfe geeignete Selbsthilfegruppen gefunden werden können. Zum Thema Morbus Parkinson sind verschiedene Gruppen in verschiedenen Regionen aufgeführt.

## Regionale Selbsthilfegruppen

In verschiedenen Regionen der Schweiz existieren spezifische Selbsthilfegruppen für Parkinson-Betroffene und ihre Angehörigen.
Beispiele:
Parkinson Selbsthilfegruppe Rheintal: Diese Gruppe richtet sich an Betroffene im Einzugsgebiet St. Gallen und Appenzell (Ostschweiz) und bietet monatliche Treffen in Rheineck an.

Parkinson Betroffene und Angehörige – Thun-Oberland: Eine Selbsthilfegruppe für Betroffene und Angehörige in der Region Thun-Oberland. Kontakt: Selbsthilfe BE – Beratungszentrum Thun, Marktgasse 17, 3600 Thun, Tel.: 0848 33 99 00, E-Mail: info@selbsthilfe-be.ch

Parkinson (mehrere Gruppen) – Zürich: In Zürich gibt es mehrere Selbsthilfegruppen für Betroffene. Kontakt: Selbsthilfe Zürich, Jupiterstrasse 42, 8032 Zürich, Tel.: 043 288 88 88, E-Mail: selbsthilfe@selbsthilfezuerich.ch

## WWW-Adressen

- Deutsche Parkinson Vereinigung e.V. (dPV), Website: www.parkinson-vereinigung.de
- Parkinson Verbund e.V., Website: www.parkinson-verbund.de
- Jung und Parkinson – Die Selbsthilfe e.V. Website: www.jung-und-parkinson.de
- PARKINSonLINE e.V. Website: www.parkins-on-line.de
- Deutsche Parkinson Hilfe e.V. Website: www.deutsche-parkinson-hilfe.de

- Deutsche Gesellschaft für Parkinson und Bewegungsstörungen e.V. Website: www.parkinson-gesellschaft.de
- Österreichische Parkinson-Gesellschaft (ÖPG) Website: www.parkinson.at
- Parkinson Selbsthilfe Österreich, Website: www.parkinson-selbsthilfe.at
- Gesundheitsportal Österreich, Website: www.gesundheit.gv.at/krankheiten/gehirn-nerven/parkinson.html
- Parkinson Schweiz, Website: www.parkinson.ch
- Selbsthilfe Schweiz, Website: www.selbsthilfe-schweiz.ch
- Parkinson Selbsthilfegruppe Rheintal, Website: www.parkinson-rheintal.ch
- Parkinson Betroffene und Angehörige – Thun-Oberland, Kontakt: Selbsthilfe BE – Beratungszentrum Thun, Website: www.selbsthilfe-be.ch
- Parkinson (mehrere Gruppen) – Zürich, Kontakt: Selbsthilfe Zürich, Website: www.selbsthilfezuerich.ch

Diese Organisationen und Gruppen bieten vielfältige Unterstützungsmöglichkeiten, von Informationsmaterialien über persönliche Beratung bis hin zu lokalen Selbsthilfegruppen. Es ist empfehlenswert, Kontakt zu einer oder mehreren dieser Stellen aufzunehmen, um passende Angebote und Unterstützung zu erhalten.

## 9.6 Rechtliche und soziale Aspekte

Die Diagnose Parkinson verändert nicht nur das Leben im medizinischen Sinne, sondern hat oft auch weitreichende Auswirkungen auf den Alltag, das Berufsleben und die Zukunftsplanung. Viele Betroffene und Angehörige stehen früher oder später vor Fragen, die über die medizinische Behandlung hinausgehen: Welche Rechte habe ich? Welche Unterstützung steht mir zu? Und wie kann ich vorsorgen, falls ich wichtige Entscheidungen später nicht mehr selbst treffen kann? Wer sich rechtzeitig mit diesen Themen auseinandersetzt, kann vieles klären, bevor es akut wird – und sich damit ein gutes Stück Sicherheit bewahren.

Ein zentraler Baustein ist die **Pflegeversicherung,** die bei dauerhaftem Unterstützungsbedarf greift. Menschen mit Parkinson können – je nach individueller Beeinträchtigung – einen Antrag auf Einstufung in einen Pflegegrad stellen. Die Begutachtung erfolgt durch den Medizinischen Dienst der Krankenversicherung und berücksichtigt neben körperlichen Einschränkungen auch kognitive und psychische Beeinträchtigungen. Je nach Pflegegrad stehen Geld- oder Sachleistungen zur Verfügung, etwa für pflegende Angehörige, ambulante Dienste, Tagespflege oder wohnumfeldverbessernde Maßnahmen wie Haltegriffe oder Treppenhilfen. Auch die Kombination von Leistungen ist möglich. Wer hier frühzeitig Beratung in Anspruch nimmt, kann individuelle Unterstützung gezielt und rechtzeitig nutzen.

Eng damit verbunden ist der **Schwerbehindertenausweis,** der in Deutschland beim Versorgungsamt beantragt wird. Er ist kein Stigma, sondern ein Instrument zum Nachteilsausgleich. Ab einem Grad der Behinderung (GdB) von 50 gelten Betroffene offiziell als schwerbehindert – mit Rechten wie steuerlichen Vergünstigungen, besonderem Kündigungsschutz, Zusatzurlaub und ermäßigten Eintrittspreisen oder Beförderungskosten. Auch Merkzeichen wie „G" (erhebliche Gehbehinderung) oder „B" (Begleitperson notwendig) können eingetragen werden. Wichtig zu wissen: Der Antrag kann auch gestellt werden, wenn die Krankheit noch nicht sehr weit fortgeschritten ist –

ausschlaggebend ist der funktionelle Einfluss auf das tägliche Leben.

Für Menschen im Erwerbsleben stellt sich zudem die Frage nach dem **Arbeitsrecht bei Parkinson**. Grundsätzlich besteht kein Zwang, die Diagnose sofort offenzulegen. Wer jedoch auf Unterstützung im Beruf angewiesen ist – etwa in Form von Arbeitszeitreduzierung, ergonomischen Anpassungen oder einer stufenweisen Wiedereingliederung – kann vom betrieblichen Eingliederungsmanagement, der Schwerbehindertenvertretung oder einem Integrationsfachdienst begleitet werden. In manchen Fällen ist ein Wechsel des Arbeitsplatzes oder die vorgezogene Erwerbsminderungsrente ein Thema. Auch hier gilt: Eine frühzeitige Beratung, z. B. durch den Sozialdienst in der Klinik, eine Reha-Einrichtung oder die Rentenversicherung, hilft, den eigenen Weg realistisch und informiert zu planen.

Ein besonders sensibler, aber wichtiger Bereich betrifft das Thema **Vorsorge**. Parkinson ist zwar kein Automatismus für einen Verlust der Entscheidungsfähigkeit – aber mit dem Fortschreiten der Erkrankung können Situationen entstehen, in denen andere mitentscheiden müssen. Wer frühzeitig eine **Patientenverfügung** aufsetzt, kann festlegen, welche medizinischen Maßnahmen im Ernstfall gewünscht oder abgelehnt werden. Sie greift, wenn man selbst nicht mehr urteilsfähig ist, und gibt Ärzt:innen wie Angehörigen rechtliche und ethische Orientierung.

Ergänzend dazu empfiehlt sich eine **Vorsorgevollmacht**. Sie bestimmt eine oder mehrere vertraute Personen, die im Bedarfsfall rechtlich stellvertretend handeln dürfen – etwa bei Bankgeschäften, Behördengängen oder Fragen der Gesundheitsfürsorge. Eine Vorsorgevollmacht kann individuell angepasst werden, muss schriftlich vorliegen und sollte gut aufbewahrt sein. Beratungsstellen wie Betreuungsvereine, Notariate oder Pflegestützpunkte helfen bei der Erstellung und

Beurkundung. Wer Klarheit schafft, schützt nicht nur sich selbst – sondern auch die Menschen, die später Verantwortung übernehmen müssen.

Rechtliche und soziale Themen mögen im ersten Moment trocken oder unbequem wirken. Doch sie schaffen Spielräume – für ein Leben mit Parkinson, das nicht von Unsicherheit geprägt ist, sondern von Wissen, Selbstbestimmung und guter Vorbereitung. Und genau darum geht es: nicht alles planen zu müssen, aber das, was planbar ist, rechtzeitig in die Hand zu nehmen.

## 9.7 Ratgeber für Angehörige: Praktische Tipps und Unterstützungsmöglichkeiten

Wenn ein Mensch an Parkinson erkrankt, betrifft das nicht nur ihn allein. Auch Partner:innen, Kinder, Geschwister, Freund:innen oder Nachbar:innen übernehmen plötzlich Aufgaben, die früher selbstverständlich schienen. Sie organisieren, erinnern, begleiten zu Terminen, trösten, motivieren – und oft auch: sorgen sich. Viele Angehörige tun dies aus Liebe und Verantwortung, mit großem Einsatz und hohem Anspruch an sich selbst. Doch gerade deshalb ist es wichtig, die eigenen Grenzen zu kennen – und Hilfe anzunehmen, bevor Überforderung entsteht.

Pflegende Angehörige sind oft die wichtigste Stütze im Alltag – und zugleich die am wenigsten unterstützten. Dabei gibt es zahlreiche Angebote, die entlasten können: Pflegestützpunkte, Sozialdienste, Hausärzt:innen und Parkinson Nurses informieren über Leistungen der Pflegeversicherung, über ambulante Hilfen, Tagespflege, Verhinderungspflege oder Wohnraumanpassungen. Wer einen Pflegegrad beantragt hat, kann je nach Einstufung finanzielle Unterstützung erhalten – auch für Angehörige, die zu Hause pflegen. Viele wissen nicht, dass es auch **Rentenansprüche, Schulungen, Beratungstage und psychosoziale Unterstützungsangebote** für pflegende Angehörige gibt. Hier lohnt es sich, aktiv nachzufragen.

Wichtig ist, die eigene Rolle nicht nur funktional zu sehen. Angehörige sind nicht „Pflegekräfte ohne Bezahlung", sondern Menschen mit Gefühlen, mit Zweifeln, mit eigenen Bedürfnissen. Wer hilft, darf erschöpft sein. Wer begleitet, darf Pausen machen. Und wer mitträgt, darf auch sagen: Heute geht es nicht.

Praktisch kann es entlastend sein, Aufgaben klar zu verteilen, feste Zeiten für sich selbst einzuplanen und Unterstützung frühzeitig in Anspruch zu nehmen – sei es durch Pflegedienste, Haushaltshilfen, Fahrdienste oder Nachbarschaftsnetzwerke. Auch Gespräche mit anderen Angehörigen, z. B. in Selbsthilfegruppen, bieten oft Trost, konkrete Tipps und das Gefühl, verstanden zu werden.

Auch die Kommunikation im familiären Umfeld ist ein zentraler Aspekt: Offenheit, klare Sprache und gegenseitiges Zuhören helfen, Konflikte zu vermeiden und gemeinsam tragfähige Lösungen zu finden. Nicht selten verändert sich die Beziehung – etwa zwischen Partner:innen oder zwischen Eltern und Kindern. Hier kann es hilfreich sein, sich professionelle Begleitung zu holen, etwa durch Paarberatung, Familiengespräche oder psychologische Unterstützung.

Angehörige brauchen nicht nur Wissen über die Erkrankung, sondern auch Raum für sich selbst: für eigene Interessen, soziale Kontakte, Bewegung, Erholung. Nur wer sich selbst gut versorgt, kann auf Dauer für andere da sein. Dabei ist es kein Zeichen von Schwäche, Hilfe anzunehmen – sondern ein Ausdruck von Verantwortung.

Ein guter Weg beginnt oft mit einer einfachen Frage: *Was brauche ich gerade – nicht nur der oder die Erkrankte, sondern ich selbst?* Denn Begleitung ist dann nachhaltig, wenn sie nicht auf Selbstausbeutung, sondern auf Mitgefühl und Stabilität gründet. Für den anderen – und für sich selbst.

**Kapitel 10:    Ausblick und Zusammenfassung**

Die Diagnose Parkinson ist ein Einschnitt. Sie verändert den Alltag, den Körper, die Selbstwahrnehmung – und häufig auch das Zusammenleben mit anderen. Sie bringt Unsicherheit mit sich, viele Fragen und nicht selten auch stille Ängste. Doch sie bedeutet nicht das Ende eines aktiven Lebens. Im Gegenteil: Viele Menschen erleben nach der Diagnose eine Phase der Neuorientierung, in der sie eigene Ressourcen entdecken, neue Wege finden – und ihren Alltag bewusst gestalten.

In diesem Ratgeber wurden medizinisches Wissen, therapeutische Möglichkeiten, alternative Ansätze und technische Innovationen vorgestellt. Es ging um Bewegung, Ernährung, psychische Gesundheit, Kommunikation, Pflege, soziale Rechte und persönliche Geschichten. Und es wurde deutlich: Parkinson ist nicht nur eine Erkrankung des Körpers, sondern eine Herausforderung für den ganzen Menschen – mit all seinen Beziehungen, Bedürfnissen und Hoffnungen.

Die moderne Medizin hat viel erreicht. Neue Medikamente, digitale Hilfen, individuellere Therapien und Forschungsergebnisse eröffnen heute Perspektiven, die noch vor wenigen Jahren undenkbar waren. Doch das Wichtigste bleibt der Mensch selbst – mit seinem Willen, mit seiner Würde, mit der Fähigkeit, Schritt für Schritt mit der Krankheit zu leben, ohne sich von ihr vollständig bestimmen zu lassen.

Was dabei hilft, ist Wissen. Und Mitgefühl. Und ein verlässliches Netzwerk aus Fachleuten, Angehörigen, Freund:innen und Unterstützungsangeboten. Die Informationen in diesem Buch sollen nicht nur aufklären, sondern auch bestärken: darin, sich selbst ernst zu nehmen, Fragen zu stellen, Hilfe

anzunehmen – und das Leben in seiner ganzen Vielschichtigkeit anzunehmen, auch mit Einschränkungen.
Denn ein gutes Leben mit Parkinson ist möglich. Es sieht für
jeden Menschen anders aus. Es ist nicht immer leicht, nicht
planbar – aber es ist gestaltbar. Und oft zeigt sich mitten in der
Ungewissheit eine neue Form von Klarheit: darüber, was zählt.
Was bleibt. Und was trägt.
Dieses Buch soll Mut machen – nicht durch Schönfärberei,
sondern durch praktische Begleitung und eine realistische,
menschliche Perspektive. Es ist kein Rezeptbuch. Aber vielleicht ein Kompass.
Möge es dazu beitragen, dass du dich verstanden fühlst. Informiert. Und vor allem: nicht allein.

## 10.1   Übungen und Routinen für Parkinson-Betroffene

Der Alltag mit Parkinson verlangt Aufmerksamkeit, Gelassenheit – und oft auch ein gewisses Maß an Disziplin. Viele Betroffene erleben, dass es gerade die kleinen, regelmäßig wie-
derholten Handlungen sind, die ihnen Stabilität geben: Bewegungsübungen, Atemtechniken, bewusste Pausen, kognitive
Impulse oder einfache Tagesstrukturen. Solche Routinen helfen nicht nur, körperlich aktiv zu bleiben – sie vermitteln auch
das Gefühl, selbst etwas tun zu können. Das schafft Selbstvertrauen und trägt dazu bei, das Leben trotz Einschränkungen als
gestaltbar zu erleben.
Eine bewährte Grundlage bildet die tägliche Bewegung. Schon
20 bis 30 Minuten moderate körperliche Aktivität können viel
bewirken – sei es Spazierengehen, gezieltes Dehnen, leichtes
Krafttraining, Tanzen, Radfahren oder Übungen mit dem eigenen Körpergewicht. Wichtig ist dabei nicht die Leistung, sondern die Regelmäßigkeit. Viele Betroffene berichten, dass sie
sich nach der Bewegung klarer, ruhiger und wacher fühlen –

körperlich wie geistig. Besonders wirksam ist es, sich kleine Bewegungsrituale zu schaffen: morgens ein kurzes Mobilisationsprogramm für die Gelenke, am Mittag ein paar Schritte an der frischen Luft, abends eine einfache Dehnübung oder eine geführte Atemsequenz.

Auch Atemübungen und Stimmtraining können Teil des Tages werden. Wer regelmäßig tief und bewusst atmet, stärkt nicht nur die Lunge, sondern beruhigt auch das vegetative Nervensystem. Ebenso hilfreich ist es, die Stimme zu trainieren – durch Summen, lautes Vorlesen, Sprechübungen oder therapeutisch begleitete Stimmarbeit. Gerade bei leiser oder monotoner Sprache können gezielte Routinen helfen, die Ausdruckskraft zu erhalten und soziale Teilhabe zu fördern.

Kognitive Übungen, Gedächtnistraining oder kleine Denksportaufgaben unterstützen das geistige Wohlbefinden. Es muss nicht kompliziert sein – ein Sudoku, ein Kreuzworträtsel, ein Gespräch über das Tagesgeschehen oder das bewusste Erinnern an schöne Erlebnisse aktivieren das Denken auf natürliche Weise. Auch das Schreiben eines Tagebuchs, das Notieren von drei guten Momenten am Tag oder das Aufschreiben kurzer Gedanken kann Klarheit schaffen – und helfen, den inneren Fokus zu behalten.

Routinen im Tagesablauf geben zusätzlich Struktur: feste Zeiten für das Aufstehen, für die Medikamenteneinnahme, für Mahlzeiten, Bewegung, Ruhe und Kontakt. Wer diese Zeiten an den eigenen Rhythmus anpasst und sie nicht als Zwang, sondern als tragenden Rahmen erlebt, gewinnt Übersicht – und oft auch mehr Energie. Besonders hilfreich kann es sein, einen Wochenplan oder Tagesstrukturbogen zu erstellen, in dem wichtige Punkte notiert und abgehakt werden. Das schafft Sicherheit – und das kleine Erfolgserlebnis, etwas getan zu haben.

Entspannungstechniken wie Achtsamkeitsmeditation, progressive Muskelentspannung oder geführte Körperreisen helfen dabei, Spannungen zu lösen, besser zu schlafen und Ängste abzubauen. Wer regelmäßig übt, erlebt oft schon nach wenigen Tagen eine positive Wirkung. Auch kurze Momente der Stille, bewusstes Atmen oder das Verweilen in der Natur können Teil einer täglichen Selbstfürsorgepraxis werden.

Entscheidend ist, dass diese Übungen und Routinen nicht perfekt ausgeführt werden müssen. Sie sollen unterstützen, nicht überfordern. Es ist völlig in Ordnung, einen Tag auszulassen – oder nur einen Teil des Programms zu schaffen. Wichtig ist allein die Haltung: Ich tue etwas für mich. Ich bleibe in Bewegung – innerlich wie äußerlich.

So entsteht über die Zeit ein persönlicher Werkzeugkasten. Nicht auf einmal, sondern nach und nach. Mit Übungen, die guttun. Mit Gewohnheiten, die tragen. Und mit einem Tagesrhythmus, der – trotz Parkinson – den eigenen Spielraum erhält.

## 10.2 Zusammenfassung der wichtigsten Erkenntnisse

Parkinson ist eine chronische Erkrankung, die vieles verändert – aber auch vieles möglich lässt. Dieses Buch möchte Mut machen, die Krankheit nicht nur als medizinische Diagnose zu betrachten, sondern als Teil eines neuen Alltags, der – mit Unterstützung – aktiv und selbstbestimmt gestaltet werden kann.

Im Zentrum steht das Verständnis dafür, dass Parkinson **mehr ist als eine Bewegungsstörung.** Neben den klassischen motorischen Symptomen treten häufig auch nicht-motorische Beschwerden auf – etwa Schlafprobleme, Stimmungsschwankungen, kognitive Veränderungen oder Verdauungsstörungen. Diese Vielschichtigkeit verlangt einen **ganzheitlichen Blick,** der Körper, Psyche und soziale Umwelt gleichermaßen einbezieht.

Die medikamentöse Therapie bleibt ein wichtiger Bestandteil der Behandlung, doch sie entfaltet ihre Wirkung am besten im Zusammenspiel mit anderen Maßnahmen. Bewegung, Ernährung, Stressbewältigung, physiotherapeutische und psychologische Unterstützung bilden gemeinsam eine stabile Grundlage für mehr Lebensqualität. **Regelmäßigkeit, Eigenaktivität und kleine, gut eingebundene Routinen** machen dabei oft den entscheidenden Unterschied.

Innovative Ansätze – etwa digitale Tools, personalisierte Medizin, nicht-invasive Stimulationsverfahren oder neue Forschung zu Biomarkern – zeigen, dass die medizinische Entwicklung stetig voranschreitet. Auch wenn eine Heilung derzeit nicht in Sicht ist, rücken **frühe Diagnose und gezielte Interventionen** in greifbare Nähe. Für viele Betroffene bedeutet das eine neue Perspektive: nicht nur auf das Fortschreiten der Erkrankung, sondern auf ihr tägliches Leben.

Ebenso bedeutsam ist die **soziale und rechtliche Dimension**. Wer gut informiert ist über Pflegeleistungen, Schwerbehindertenausweis, berufliche Möglichkeiten oder Vorsorgefragen, kann rechtzeitig die Weichen stellen – für sich selbst und für Angehörige. Denn Parkinson betrifft nie nur eine Person. Es betrifft Beziehungen, Rollen, Gefühle – und verlangt auch von den Menschen im Umfeld Aufmerksamkeit, Unterstützung und manchmal einfach nur: Geduld.

Die wichtigste Erkenntnis aber bleibt, dass kein Mensch mit dieser Erkrankung allein ist. Es gibt Hilfe, Beratung, Austausch – medizinisch, therapeutisch, digital und menschlich. Das Leben mit Parkinson verändert sich, ja. Aber es bleibt lebenswert. Und oft entstehen gerade in der Verlangsamung neue Räume: für Achtsamkeit, für Tiefe, für andere Formen der Lebensfreude.

Was hilft, ist Klarheit. Was trägt, ist Mitgefühl. Was bleibt, ist die Entscheidung, jeden Tag neu zu sagen: Ich bin nicht nur Patient oder Angehörige – ich bin Mensch. Und ich gehe meinen Weg.

Dieses Buch ist für jene geschrieben, die mit der Diagnose Parkinson leben, für Angehörige, die begleiten und mittragen, für alle, die Orientierung, Wissen und Zuversicht suchen. Es soll Ihnen eine verlässliche Begleitung sein, in einem Alltag, der oft viel verlangt, aber dennoch Gestaltungsspielraum lässt.
Parkinson verändert vieles. Es stellt Routinen infrage, verlangt neue Lösungen, bringt körperliche, psychische und soziale Herausforderungen mit sich. Doch zugleich zeigt sich immer wieder, dass trotz aller Einschränkungen ein Leben mit Qualität, Würde und Lebendigkeit möglich bleibt – wenn man gut informiert ist, passende Unterstützung findet und den Mut behält, Hilfe anzunehmen.
In den vorangegangenen Kapiteln haben Sie medizinische Grundlagen, therapeutische Möglichkeiten, alternative Wege, rechtliche Hinweise und persönliche Erfahrungen kennengelernt. Vielleicht haben Sie sich in manchen Zeilen wiedergefunden. Vielleicht haben Sie etwas Neues erfahren. Vielleicht hat sich an der einen oder anderen Stelle auch ein wenig Erleichterung eingestellt – das Gefühl, nicht allein zu sein.

Die Inhalte dieses Buches wurden mit Hilfe künstlicher Intelligenz strukturiert und teilweise formuliert, um Informationen verständlich, zugänglich und aktuell aufzubereiten. Der Einsatz digitaler Werkzeuge ist Teil einer medizinischen Entwicklung, die auch Menschen mit Parkinson zugutekommt.
Wenn Sie aus diesem Buch etwas mitnehmen – einen Gedanken, eine Übung, eine Idee, einen Impuls –, dann erfüllt es seinen Sinn. Es will kein Lehrbuch sein, sondern ein Wegbegleiter.

Und es möchte Sie daran erinnern, dass auch kleine Schritte zählen.

**Anhang**

**Glossar wichtiger Begriffe**

Im Umgang mit der Parkinson-Krankheit werden Betroffene und ihre Angehörigen häufig mit spezifischen Fachbegriffen konfrontiert. Dieses Glossar bietet einen Überblick über einige der wichtigsten Begriffe, um das Verständnis zu erleichtern und den Zugang zu medizinischen und therapeutischen Informationen zu unterstützen.

- Akinese: Bezeichnet das Fehlen oder die Einschränkung von Bewegungen, ein typisches Symptom der Parkinson-Krankheit. Die Akinese äußert sich zum Beispiel in einer Verlangsamung der Bewegungsabläufe.
- Alpha-Synuklein: Ein Eiweiß, das bei Parkinson-Patienten im Gehirn verklumpen kann. Diese Verklumpungen, auch Lewy-Körperchen genannt, gelten als ein Hauptmerkmal der Krankheit und tragen zur Degeneration der Nervenzellen bei.
- Antikörper-Therapie: Eine Therapieform, bei der das Immunsystem aktiviert wird, um schädliche Proteine wie Alpha-Synuklein anzugreifen. In der Parkinson-Forschung wird die Antikörpertherapie untersucht, um die Bildung von Eiweißablagerungen im Gehirn zu verhindern.
- Bradykinese: Bezeichnet die für die Parkinson-Krankheit typische Verlangsamung von Bewegungen. Bradykinese betrifft vor allem die Koordination und Feinmotorik, was zu Schwierigkeiten bei alltäglichen Verrichtungen führen kann.
- CRISPR/Cas9 : Moderne Gentechnik, die gezielte Eingriffe in die DNA ermöglicht. In der Parkinson-

Forschung wird sie eingesetzt, um Genmutationen zu korrigieren, die das Erkrankungsrisiko erhöhen.

- Dopamin: Botenstoff, der im Gehirn für die Bewegungssteuerung und Signalübertragung verantwortlich ist. Bei Parkinson-Patienten besteht ein Mangel an Dopamin, was zu den typischen motorischen Symptomen führt.
- Exenatid: Medikament aus der Diabetesbehandlung mit neuroprotektiven Eigenschaften, das in der Parkinson-Forschung daraufhin untersucht wird, ob es das Fortschreiten der Krankheit verlangsamen kann.
- Feinmotorik: Die Fähigkeit, kleine, präzise Bewegungen auszuführen, zum Beispiel beim Schreiben oder Knöpfen. Parkinson-Patienten haben häufig Probleme mit der Feinmotorik, was die Bewältigung alltäglicher Aufgaben erschwert.
- Gentherapie: Therapieform, die darauf abzielt, genetische Defekte zu korrigieren oder Gene zu verändern. In der Parkinson-Forschung wird die Gentherapie eingesetzt, um die genetischen Ursachen der Krankheit zu behandeln und ihr Fortschreiten zu verhindern.
- Levodopa (L-Dopa): Ein Medikament, das als eine der wichtigsten Therapien bei Parkinson eingesetzt wird. Es wird im Gehirn in Dopamin umgewandelt und kann motorische Symptome wie Zittern und Steifheit lindern.
- Lewy-Körperchen: Abnormale Proteinablagerungen im Gehirn von Parkinson-Patienten, die aus Alpha-Synuclein bestehen. Die Lewy-Körperchen gelten als eines der charakteristischen Merkmale der Parkinson-Krankheit.
- Motorische Symptome: Symptome, die die Bewegungsfähigkeit betreffen, wie Zittern, Steifheit und

Verlangsamung der Bewegungen. Motorische Symptome sind typisch für die Parkinson-Krankheit und treten häufig als erstes Anzeichen der Erkrankung auf.

- Neurodegeneration: Prozess, bei dem Nervenzellen im Gehirn absterben. Parkinson ist eine neurodegenerative Erkrankung, da im Verlauf der Krankheit bestimmte Nervenzellen zugrunde gehen.
- Neuroplastizität: Die Fähigkeit des Gehirns, sich neu zu organisieren und Nervenzellen neu zu verknüpfen. Neuroplastizität kann genutzt werden, um bestimmte Funktionen auch bei Verlust von Nervenzellen zu erhalten oder zu verbessern.
- Neuroprotektion: in Ansatz, der darauf abzielt, Nervenzellen vor Schäden zu schützen und das Fortschreiten der Krankheit zu verlangsamen. Neuroprotektive Medikamente und Therapien werden in der Parkinson-Forschung intensiv untersucht.
- Parkinson-Plus-Syndrome: Erkrankungen, die ähnliche Symptome wie die Parkinson-Krankheit aufweisen, aber andere Ursachen haben und meist schwerer verlaufen. Beispiele sind die Multisystematrophie (MSA) oder die Progressive supranukleäre Blickparese (PSP).
- Prävalenz: Häufigkeit einer Krankheit in einer bestimmten Bevölkerungsgruppe. Die Prävalenz der Parkinson-Krankheit nimmt mit dem Alter zu.
- Restless-Legs-Syndrom (RLS): Eine neurologische Erkrankung, die häufig in Verbindung mit der Parkinson-Krankheit auftritt. Sie äußert sich durch ein unangenehmes Kribbeln in den Beinen, das meist in Ruhe auftritt und zu Bewegungsdrang führt.
- Stammzelltherapie: Experimentelle Therapie, bei der Stammzellen eingesetzt werden, um geschädigte

Zellen im Gehirn zu ersetzen. In der Parkinson-Forschung wird die Stammzelltherapie als Möglichkeit untersucht, verloren gegangene Nervenzellen zu regenerieren.

- Schwarze Substanz: Region im Gehirn, die für die Produktion von Dopamin zuständig ist. Bei Parkinson-Patienten sterben die Zellen in der Substantia nigra ab, was zu einem Dopaminmangel und den motorischen Symptomen führt.
- Tremor: Unwillkürliches Zittern, das bei vielen Parkinson-Patienten vor allem in den Händen auftritt. Der Tremor ist häufig das erste sichtbare Symptom der Erkrankung.
- Tiefe Hirnstimulation (THS): Eine chirurgische Behandlungsmethode, bei der Elektroden in bestimmte Bereiche des Gehirns implantiert werden, um motorische Symptome zu lindern. Die THS wird häufig bei fortgeschrittener Parkinson-Krankheit eingesetzt, wenn Medikamente allein nicht mehr ausreichen.
- Transkranielle Magnetstimulation (TMS): Nicht-invasives Verfahren, bei dem Magnetfelder zur Stimulation bestimmter Hirnareale eingesetzt werden. TMS wird in der Parkinson-Forschung untersucht, um Symptome zu lindern und die Hirnaktivität zu fördern.
- Zelldegeneration: Verlust und Abbau von Nervenzellen im Gehirn. Zelldegeneration ist ein zentrales Merkmal der Parkinson-Krankheit und verantwortlich für den Verlust von Dopamin produzierenden Nervenzellen.

Dieses Glossar bietet eine Grundlage für das Verständnis der Parkinson-Krankheit und ihrer Behandlungsansätze. Die Kenntnis dieser Begriffe kann Betroffenen und Angehörigen helfen, Gespräche mit Ärzten und Therapeuten besser zu verstehen und informierte Entscheidungen über den individuellen Umgang mit der Krankheit zu treffen.

**Verzeichnis von Übungen und Routinen für Parkinson-Betroffene**

Die regelmäßige Integration von Bewegung und Übungen in den Alltag kann helfen, die Symptome der Parkinson-Erkrankung zu lindern und die Lebensqualität zu verbessern. Hier sind einige bewährte Übungen und Routinen, die in verschiedenen Bereichen unterstützen – von der Verbesserung der Beweglichkeit bis zur Stärkung der mentalen Gesundheit. Jede Übung sollte an den persönlichen Gesundheitszustand angepasst und idealerweise mit einem Arzt oder Therapeuten besprochen werden.

Übungen zur Verbesserung der Beweglichkeit und Muskelkraft:

Geh- und Ausdauertraining
- Ziel: Fördert die Ausdauer und Stabilität, reduziert das Risiko von Stürzen.
- Übungen: Gezieltes Gehtraining, zügige Spaziergänge, Wanderungen oder Radfahren.
- Routine: Täglich 20–30 Minuten; bei längeren Einheiten Pausen einplanen.

Krafttraining
- Ziel: Stärkt die Muskulatur und unterstützt die Beweglichkeit.
- Übungen: Leichte Übungen mit Gewichten oder Widerstandsbändern, wie Bizeps-Curls, Beinpressen und Schulterdrücken.

- Routine: 2–3 Mal pro Woche mit je 10–15 Wiederholungen pro Übung.

Balance- und Koordinationsübungen
- Ziel: Verbessert das Gleichgewicht und die Koordination, beugt Stürzen vor.
- Übungen: Tai Chi, Yoga, Tanz (z. B. Tango), Stehen auf einem Bein oder balancieren auf einer Linie.
- Routine: Mindestens 2 Mal pro Woche für 20–30 Minuten.

Stretching und Flexibilität
- Ziel: Erhöht die Flexibilität und reduziert Muskelsteifheit.
- Übungen: Sanfte Dehnübungen für Arme, Beine und Rumpf; jede Dehnung 15–30 Sekunden halten.
- Routine: Täglich, besonders morgens und abends.

Klettern (in sicherem Rahmen)
- Ziel: Fördert Kraft, Koordination und Selbstvertrauen.
- Übungen: Klettern an einer gesicherten Kletterwand, angepasstes Bouldertraining.
- Routine: Wöchentlich; mit einem erfahrenen Trainer oder Therapeuten.

**Mentale Übungen**

Atemübungen
- Ziel: Fördert die Entspannung und steigert die Konzentration.

- Übunge        n: Tiefes Ein- und Ausatmen, Atemzählung, 4-7-8-Atemtechnik (4 Sekunden einatmen, 7 Sekunden halten, 8 Sekunden ausatmen).
- Routine: Täglich 5–10 Minuten, insbesondere bei Stress oder vor dem Schlafengehen.

Meditation und Achtsamkeitstraining
- Ziel: Stärkt die mentale Gesundheit und reduziert Ängste und Stress.
- Übungen: Geführte Meditation, Körperwahrnehmungs-Übungen, achtsames Sitzen oder Gehen.
- Routine: Täglich 10–15 Minuten, am besten morgens oder abends.

Visualisierung
- Ziel: Hilft, sich auf positive Ergebnisse und Ziele zu konzentrieren.
- Übungen: Sich vorstellen, wie man sich gut bewegt oder eine Aufgabe erfolgreich bewältigt.
- Routine: Vor schwierigen Aufgaben oder täglich als morgendliche Motivation.

**Übungen zur Verbesserung der Feinmotorik**

Finger- und Handübungen
- Ziel: Fördert die Geschicklichkeit und Feinmotorik.
- Übungen: Handpressen (Stressball zusammendrücken), Greif- und Loslass-Übungen, Münzen oder Bohnen von einer Hand zur anderen bewegen.
- Routine: Täglich 5–10 Minuten.

Schreiben und Malen
- Ziel: Trainiert die Fingerfertigkeit und verbessert die Feinmotorik.
- Übungen: Handschriftliches Schreiben, Zeichnen oder Malen.
- Routine: Täglich 5–10 Minuten.

Alltagsübungen zur Feinmotorik
- Ziel: Integriert Bewegungsübungen in alltägliche Aufgaben.
- Übungen: Knöpfen, Schleifen binden, Münzen aufheben, feinmotorische Tätigkeiten wie Stricken oder Töpfern.
- Routine: Täglich während der Routineaufgaben.

**Körperliche Übungen für Ausdauer und Mobilität**

Schwimmen
- Ziel: Ganzkörpertraining, das gelenkschonend ist und die Ausdauer stärkt.
- Übungen: Brustschwimmen, Rückenschwimmen oder Aquafitness.
- Routine: 1–2 Mal pro Woche für 30–45 Minuten.

Nordic Walking
- Ziel: Verbessert die Ausdauer und stärkt den Oberkörperdurch den Einsatz von Stöcken.
- Übungen: Technik des Nordic Walking mit Arm- und Beinbewegung.
- Routine: Mehrmals pro Woche, 20–30 Minuten.

Tanztherapie
- Ziel: Fördert Rhythmusgefühl, Koordination und Spaß an der Bewegung.
- Übungen: Rhythmische Tänze wie Tango oder langsame Walzer.
- Routine: 1–2 Mal pro Woche für 30–60 Minuten.

Progressive Muskelentspannung
- Ziel: Reduziert Spannungen in der Muskulatur und fördert die Entspannung.
- Übungen: Muskelgruppen nacheinander anspannen und loslassen.
- Routine: Täglich oder bei Bedarf, besonders abends.

Yoga zur Entspannung
- Ziel: Hilft, Körper und Geist zu beruhigen, verbessert die Flexibilität.
- Übungen: Entspannungs-Yoga-Posen wie Kindeshaltung, Savasana (Totenstellung), einfache Rückbeugen.
- Routine: 2–3 Mal pro Woche für 20–30 Minuten.

**Autogenes Training**

- Ziel: Fördert tiefe Entspannung und verbessert die Schlafqualität.
- Übungen: Sätze wie „Mein rechter Arm ist ganz schwer" mental wiederholen.
- Routine: Täglich 10–15 Minuten, ideal vor dem Schlafengehen.

Diese Übungen und Routinen bieten Parkinson-Betroffenen eine umfassende Auswahl an Bewegungs- und

Entspannungsoptionen, die die Lebensqualität steigern und die Krankheitsbewältigung unterstützen können. Jede Übung sollte in den Alltag integriert und an die individuellen Fähigkeiten angepasst werden, um Überlastung zu vermeiden. Regelmäßigkeit und Geduld sind entscheidend, um nachhaltige Verbesserungen in Beweglichkeit, mentaler Stärke und Wohlbefinden zu erreichen.

## „Kurz und bündig": Fragen und Antworten zu Parkinson

### 1. Grundlagen der Erkrankung

#### 1.1 Was genau ist Parkinson – und wie entsteht die Krankheit?

**Antwort:** Morbus Parkinson ist eine chronisch fortschreitende Erkrankung des zentralen Nervensystems, die vor allem die Bewegungssteuerung betrifft. Im Mittelpunkt steht ein Mangel des Botenstoffs Dopamin, der in bestimmten Hirnregionen – insbesondere in der sogenannten Substantia nigra – gebildet wird. Dort sterben nach und nach Nervenzellen ab, was die reibungslose Übermittlung von Bewegungsimpulsen stört. Warum genau diese Nervenzellen zugrunde gehen, ist noch nicht vollständig geklärt. Fachleute vermuten ein Zusammenspiel aus genetischen Veranlagungen und Umweltfaktoren wie Schadstoffbelastung, Infektionen oder oxidativem Stress. Parkinson zählt zu den häufigsten neurologischen Erkrankungen im höheren Lebensalter, kann aber auch jüngere Menschen betreffen.

## 1.2 Woran erkenne ich, ob ich Parkinson habe?

**Antwort:** Die typischen Hauptsymptome von Parkinson sind: Zittern in Ruhe (Ruhetremor), Muskelsteifheit (Rigor), Verlangsamung der Bewegungen (Bradykinese) und eine instabile Körperhaltung. Diese Symptome entwickeln sich meist schleichend. Viele Betroffene bemerken zunächst eine Veränderung ihrer Handschrift, eine nachziehende Körperseite oder das Gefühl, "langsamer zu werden". Oft treten bereits in einer frühen Phase sogenannte nicht-motorische Symptome auf – etwa Riechstörungen, Verstopfung, Schlafstörungen oder depressive Verstimmungen. Da viele dieser Anzeichen auch andere Ursachen haben können, ist eine neurologische Untersuchung notwendig, um die Diagnose zu stellen oder auszuschließen. In der Regel erfolgt dies durch eine gründliche klinische Untersuchung, ergänzt durch bildgebende Verfahren wie DaTSCAN oder MRT.

## 1.3 Ist Parkinson heilbar?

**Antwort:** Zum jetzigen Zeitpunkt ist Parkinson nicht heilbar. Das heißt, es gibt keine Therapie, die den Krankheitsprozess vollständig aufhält oder rückgängig macht. Dennoch gibt es viele Möglichkeiten, die Beschwerden deutlich zu lindern und die Lebensqualität zu erhalten. Die moderne Medizin verfügt über wirksame Medikamente, die den Dopaminmangel ausgleichen können, sowie über unterstützende Verfahren wie Physio- und Ergotherapie, Logopädie oder – in bestimmten Fällen – die Tiefe Hirnstimulation. Darüber hinaus wird intensiv geforscht, insbesondere im Bereich von Immuntherapien, Stammzellforschung und personalisierter Medizin. Die Fortschritte geben Hoffnung, dass in Zukunft gezieltere Behandlungsformen möglich sein werden.

**1.4 Wie häufig ist Parkinson – und wer ist besonders betroffen?**

**Antwort:** Parkinson ist die zweithäufigste neurodegenerative Erkrankung nach der Alzheimer-Krankheit. In Deutschland leben schätzungsweise 400.000 bis 450.000 Menschen mit Parkinson. Das durchschnittliche Erkrankungsalter liegt zwischen 55 und 65 Jahren, aber etwa 10 Prozent der Betroffenen sind jünger als 50. Männer sind etwas häufiger betroffen als Frauen. Bestimmte Risikofaktoren wie eine familiäre Vorbelastung oder langjährige Belastung durch bestimmte Umweltgifte können die Wahrscheinlichkeit erhöhen, an Parkinson zu erkranken. Dennoch kann die Erkrankung auch Menschen treffen, die zuvor völlig gesund waren und keinen erkennbaren Risikofaktor aufweisen.

**1.5 Welche Ursachen sind für die Erkrankung bekannt?**

**Antwort:** Die Ursachen von Parkinson sind komplex und noch nicht abschließend erforscht. Bei den meisten Patient:innen handelt es sich um eine sogenannte idiopathische Form – das heißt: ohne erkennbare Einzelursache. Man geht davon aus, dass mehrere Faktoren zusammenspielen. Genetische Einflüsse wurden bei rund 10–15 % der Erkrankten nachgewiesen, etwa bei bestimmten Mutationen (z. B. LRRK2, Parkin). Umweltfaktoren wie Pestizide, Lösungsmittel oder Schwermetalle stehen ebenfalls im Verdacht, das Risiko zu erhöhen. Auch altersbedingte Veränderungen und Entzündungsprozesse im Gehirn könnten eine Rolle spielen. Die Forschung vermutet heute, dass Parkinson nicht „im Gehirn beginnt", sondern möglicherweise im Darm oder Geruchssystem – und sich dann langsam ins zentrale Nervensystem ausbreitet.

**1.6 Gibt es eine genetische Veranlagung für Parkinson?**
**Antwort:** Ja – in einem kleinen Teil der Fälle ist Parkinson genetisch mitbedingt. Wenn nahe Verwandte (z. B. Eltern oder Geschwister) erkrankt sind, ist das Risiko leicht erhöht. Es wurden mehrere Gene identifiziert, deren Veränderungen mit einem erhöhten Parkinson-Risiko einhergehen, z. B. LRRK2, SNCA oder Parkin. Bei jüngeren Patient:innen unter 50 Jahren spielen genetische Faktoren häufiger eine Rolle. Ein Gentest ist aber nur in besonderen Fällen sinnvoll – zum Beispiel bei familiärer Häufung oder sehr frühem Erkrankungsbeginn. Für die meisten Menschen ist Parkinson keine „vererbte" Erkrankung im klassischen Sinne, sondern eine multifaktorielle – also durch viele Einflüsse bedingte – Störung.

**1.7 Wie wird Parkinson diagnostiziert?**
**Antwort:** Die Diagnose wird in der Regel von einer Neurologin oder einem Neurologen gestellt. Sie basiert auf einem ausführlichen Gespräch über die Beschwerden, einer körperlich-neurologischen Untersuchung und ggf. ergänzenden Tests. Es gibt keinen einfachen Labortest, der Parkinson eindeutig nachweist. Bildgebende Verfahren wie MRT oder DaTSCAN können helfen, andere Erkrankungen auszuschließen oder die Diagnose zu stützen. In frühen Stadien ist die Diagnose oft schwierig, weil die Symptome unspezifisch sein können. Deshalb ist eine gewisse Beobachtungszeit notwendig. Wichtig ist auch die Unterscheidung von sogenannten atypischen Parkinson-Syndromen, die einen anderen Verlauf und eine andere Therapie erfordern.

**1.8 Welche Formen von Parkinson gibt es?**
**Antwort:** Es gibt unterschiedliche Formen von Parkinson. Die häufigste ist der „idiopathische Parkinson", also die klassische

Form ohne bekannte Ursache. Daneben gibt es genetische Varianten sowie atypische Parkinson-Syndrome wie die Multisystematrophie (MSA), die progressive supranukleäre Blickparese (PSP) oder die kortikobasale Degeneration (CBD). Diese atypischen Formen schreiten meist schneller voran und sprechen schlechter auf Dopaminmedikamente an. Innerhalb der klassischen Parkinson-Erkrankung unterscheidet man außerdem verschiedene Ausprägungen – z. B. Tremordominanz-Typ oder Rigiditäts-Typ –, die Einfluss auf die Therapieplanung haben können.

### 1.9 Wie schnell schreitet Parkinson voran?

**Antwort:** Der Verlauf ist individuell sehr unterschiedlich. Bei manchen Betroffenen bleiben die Symptome über Jahre hinweg mild, bei anderen schreitet die Erkrankung schneller voran. In der Regel beginnt Parkinson einseitig und breitet sich im Laufe der Zeit auf die andere Körperhälfte aus. Motorische Einschränkungen, aber auch nicht-motorische Beschwerden wie Schlafstörungen, Verstopfung oder psychische Veränderungen können mit der Zeit zunehmen. Durch eine gute medizinische Begleitung, regelmäßige Bewegung, angepasste Ernährung und soziale Einbindung lässt sich die Lebensqualität oft über viele Jahre aufrechterhalten.

### 1.10 Ist Parkinson eine tödliche Krankheit?

**Antwort:** Parkinson selbst ist keine tödliche Erkrankung im eigentlichen Sinne – sie verkürzt die Lebenserwartung in vielen Fällen nur wenig, insbesondere wenn die Therapie gut eingestellt ist. Lebensbedrohlich werden können aber Komplikationen im fortgeschrittenen Stadium, z. B. Schluckstörungen, häufige Stürze, Infektionen oder Immobilität. Deshalb ist es wichtig, die Krankheit gut zu begleiten – medizinisch, therapeutisch und sozial. Viele Menschen mit Parkinson leben 20 Jahre oder länger mit der Erkrankung und finden individuelle Wege, ihr Leben sinnvoll und erfüllend zu gestalten.

## 2. Symptome und Begleiterscheinungen

### 2.1 Was bedeutet es, wenn mein Zittern mal stärker und mal schwächer ist?

**Antwort:** Das Zittern – medizinisch „Tremor" genannt – ist ein häufiges Symptom bei Parkinson. Es tritt typischerweise in Ruhe auf, also wenn der betroffene Körperteil gerade nicht aktiv bewegt wird. Viele Betroffene stellen fest, dass das Zittern im Tagesverlauf variiert: In Phasen von Stress, Erschöpfung oder Aufregung kann es sich verstärken, in entspannter Umgebung wird es oft schwächer. Auch der Abstand zur letzten Medikamenteneinnahme spielt eine Rolle: Wenn die Wirkung nachlässt („Off-Phase"), kann das Zittern zunehmen. Dieses Schwanken ist normal – und kann mit einer feinjustierten Therapie oft gut beeinflusst werden.

### 2.2 Welche Frühzeichen von Parkinson werden häufig übersehen?

**Antwort:** Parkinson beginnt oft schleichend – und die ersten Symptome betreffen nicht immer die Bewegungen. Frühzeichen können zum Beispiel ein nachlassender Geruchssinn, chronische Verstopfung, eine veränderte Handschrift (kleiner, unregelmäßiger), Schlafstörungen mit lebhaften Träumen oder depressive Verstimmungen sein. Auch einseitige Muskelverspannungen oder das Nachziehen eines Arms beim Gehen fallen manchen Angehörigen früher auf als den Betroffenen selbst.

Diese Symptome sind nicht eindeutig, aber wenn mehrere davon gleichzeitig auftreten, sollte ein Arztbesuch erfolgen – besonders, wenn sie über längere Zeit bestehen bleiben.

### 2.3 Kann sich bei Parkinson der Körpergeruch verändern?

**Antwort:** Ein veränderter Körpergeruch ist kein klassisches Leitsymptom von Parkinson, wird aber zunehmend ernst genommen. Einige Angehörige berichten, dass sie vor der Diagnose einen neuen, leicht säuerlichen oder metallischen Geruch wahrgenommen haben. Die Ursache könnte in Stoffwechselveränderungen und einer veränderten Zusammensetzung der Hautflora liegen. Die Wissenschaft untersucht derzeit sogar, ob Parkinson anhand von Geruch früher diagnostiziert werden könnte – z. B. durch spezielle Analysen von Schweiß oder Talg. Auch wenn sich der Körpergeruch verändert, ist das kein Grund zur Sorge – und kein Anzeichen für mangelnde Hygiene.

### 2.4 Stimmt es, dass der Geruchssinn bei Parkinson nachlassen kann?

**Antwort:** Ja, eine eingeschränkte oder vollständig verlorene Geruchswahrnehmung – medizinisch als „Hyposmie" oder „Anosmie" bezeichnet – ist ein sehr häufiges Frühzeichen von Parkinson. Bei vielen Betroffenen tritt dieser Verlust schon Jahre vor den ersten motorischen Symptomen auf. Sie nehmen Gerüche wie Kaffee, Parfüm oder Gewürze weniger intensiv oder gar nicht mehr wahr. Dieser Effekt ist nicht gefährlich, kann aber die Lebensqualität beeinträchtigen – etwa durch geringeren Appetit oder fehlende Wahrnehmung von Rauch- oder Gasgeruch. Leider gibt es derzeit keine Therapie, die den Geruchssinn wiederherstellen kann.

## 2.5 Warum wird meine Handschrift kleiner und unleserlicher?

**Antwort:** Das Phänomen der kleiner werdenden Handschrift nennt man „Mikrografie". Es ist ein typisches Parkinson-Symptom und entsteht, weil die Feinmotorik beeinträchtigt ist. Die Bewegungen der Handmuskulatur werden ungenauer und unbewusster. Häufig beginnt die Schrift normal groß, wird dann aber im Verlauf einer Zeile immer kleiner und gedrängter. Viele Betroffene bemerken dieses Symptom lange bevor sie eine Diagnose erhalten. Durch gezieltes Schreibtraining, Pausen und den Einsatz von Hilfsmitteln (z. B. ergonomischen Stiften oder Vorlagen) kann man dem entgegenwirken. Auch eine verbesserte Medikation kann helfen.

## 2.6 Warum habe ich bei Parkinson oft mit Verstopfung zu kämpfen?

**Antwort:** Verstopfung – medizinisch Obstipation – ist ein sehr häufiges Begleitsymptom bei Parkinson. Sie entsteht, weil die Beweglichkeit des Darms, also die sogenannte Darmmotilität, durch die Erkrankung verlangsamt wird. Auch Bewegungsmangel, unzureichende Flüssigkeitszufuhr, eine ballaststoffarme Ernährung oder Medikamente können das Problem verstärken. Um dem entgegenzuwirken, helfen viel Trinken, ballaststoffreiche Kost (z. B. Vollkornprodukte, Leinsamen, Gemüse) und regelmäßige Bewegung. In manchen Fällen sind auch pflanzliche oder medikamentöse Abführmittel nötig. Die gute Nachricht: Mit der richtigen Strategie lässt sich das Problem meist gut in den Griff bekommen.

## 2.7 Warum schwitze ich manchmal plötzlich – oder friere ungewöhnlich stark?

**Antwort:** Parkinson beeinflusst nicht nur Muskeln und Bewegungen, sondern auch das sogenannte autonome Nervensystem – also den Teil, der unbewusst Körperfunktionen wie Temperaturregulation und Schweißproduktion steuert. Viele Betroffene berichten über starkes Schwitzen ohne erkennbare Ursache, insbesondere nachts oder in stressigen Situationen. Andere fühlen sich häufig unterkühlt, frieren auch bei warmem Wetter oder haben kalte Hände und Füße. Diese Symptome können durch die Krankheit selbst, aber auch durch Medikamente verursacht werden. Hilfreich sind atmungsaktive Kleidung, Zwiebellook, eine gute Schlafumgebung und gegebenenfalls eine ärztliche Anpassung der Medikation.

## 2.8 Warum kann ich nachts so schlecht schlafen?

**Antwort:** Schlafstörungen sind bei Parkinson sehr verbreitet. Häufige Ursachen sind motorische Unruhe (z. B. unwillkürliche Bewegungen), nächtliches Frieren, das häufige Aufwachen, verstärkter Harndrang oder das sogenannte REM-Schlaf-Verhaltenssyndrom, bei dem Betroffene ihre Träume körperlich „ausagieren". Auch Ängste und Gedankenkarusselle können den Schlaf stören. Achten Sie auf eine ruhige Abendroutine, möglichst regelmäßige Schlafenszeiten, keine schweren Mahlzeiten kurz vor dem Zubettgehen und möglichst wenig Bildschirmzeit. Bei anhaltenden Beschwerden sollten Sie mit Ihrer Ärztin oder Ihrem Arzt über die Anpassung der Medikation oder begleitende Therapien sprechen.

**2.9 Was kann ich gegen innere Unruhe und Nervosität tun?**
**Antwort:** Innere Unruhe kann körperlich oder seelisch bedingt sein. Sie tritt bei Parkinson häufiger auf – etwa als Nebenwirkung von Medikamenten (vor allem Dopaminagonisten), durch Anspannung, Überforderung oder als Teil einer Depression oder Angststörung. Versuchen Sie, regelmäßige Pausen in Ihren Alltag einzubauen, Atemübungen zu machen oder kleine Entspannungseinheiten (z. B. progressive Muskelentspannung oder Achtsamkeit). Wenn die Unruhe belastend ist oder Ihre Lebensqualität deutlich einschränkt, sprechen Sie mit Ihrem Arzt. Oft reicht eine Anpassung der Medikamente oder eine unterstützende psychologische Begleitung, um das Gleichgewicht wiederzufinden.

**2.10 Wie verändert Parkinson meine Sexualität?**
**Antwort:** Parkinson kann sowohl das körperliche Erleben als auch das emotionale Erleben von Sexualität beeinflussen. Mögliche Veränderungen sind eine verminderte Lust, Erektionsstörungen, vaginale Trockenheit, reduzierte Beweglichkeit oder Unsicherheiten im Körpergefühl. In manchen Fällen kann eine medikamentös gesteigerte Libido (Hypersexualität) auftreten – eine mögliche Nebenwirkung bestimmter Dopaminagonisten. Wichtig ist, dass Sexualität nicht tabuisiert wird: Sprechen Sie offen mit Ihrem Partner oder Ihrer Partnerin und – wenn nötig – auch mit Ihrer Ärztin oder einem spezialisierten Therapeuten. Sexualität kann sich verändern – aber sie bleibt ein bedeutender Teil der Lebensqualität.

## 3. Medikation und Therapie

### 3.1 Welche Medikamente gibt es bei Parkinson – und wie wirken sie?

**Antwort:** Die medikamentöse Behandlung von Parkinson zielt darauf ab, den Dopaminmangel im Gehirn auszugleichen. Am häufigsten wird Levodopa eingesetzt – ein Wirkstoff, der im Körper zu Dopamin umgewandelt wird und so die Beweglichkeit verbessert. Zusätzlich gibt es Dopaminagonisten, die die Dopaminrezeptoren direkt aktivieren, sowie MAO-B-Hemmer und COMT-Hemmer, die den Dopaminabbau im Gehirn verlangsamen. In manchen Fällen kommen auch Anticholinergika oder Amantadin zum Einsatz. Welche Wirkstoffe verwendet werden, hängt vom Krankheitsstadium, den Symptomen und der individuellen Verträglichkeit ab. Ziel ist immer eine möglichst gute Wirkung bei möglichst wenigen Nebenwirkungen.

### 3.2 Wann sollte mit der medikamentösen Therapie begonnen werden?

**Antwort:** Der Start einer medikamentösen Therapie richtet sich nach der Belastung durch die Symptome – nicht allein nach der Diagnose. Wenn die Beschwerden den Alltag beeinträchtigen, etwa beim Gehen, Schreiben oder Schlafen, ist es sinnvoll, mit der Behandlung zu beginnen. Es gibt keinen Vorteil, lange ohne Medikamente „durchzuhalten". Im Gegenteil: Eine rechtzeitige und individuell abgestimmte Therapie kann die Lebensqualität deutlich verbessern. Viele Fachleute empfehlen heute einen frühzeitigen Beginn, um die Alltagsfähigkeit zu erhalten und langfristige Komplikationen zu vermeiden.

### 3.3 Was sind „On-Off"-Schwankungen – und wie gehe ich damit um?

**Antwort:** „On-Off"-Schwankungen bezeichnen das Phänomen, dass die Wirkung der Medikamente im Tagesverlauf nachlässt („Off"), obwohl die Tabletten regelmäßig eingenommen werden. In der „On"-Phase sind die Bewegungen flüssig, in der „Off"-Phase treten Symptome wie Steifheit, Zittern oder Bewegungsverlangsamung wieder auf. Diese Schwankungen treten meist nach mehrjähriger Medikamenteneinnahme auf. Eine Umstellung der Therapie, häufigere Dosierungen oder ergänzende Medikamente können helfen. Auch moderne Therapien wie Medikamentenpumpen oder – bei entsprechender Eignung – die Tiefe Hirnstimulation bieten Lösungen.

### 3.4 Kann Levodopa seine Wirkung mit der Zeit verlieren?

**Antwort:** Levodopa bleibt grundsätzlich auch bei längerer Einnahme wirksam. Was sich verändert, ist die Art, wie der Körper darauf reagiert. Im Krankheitsverlauf wird das Zeitfenster, in dem das Medikament wirkt, oft kürzer – die sogenannte „Wirkdauer" nimmt ab. Zudem kann es zu unwillkürlichen Bewegungen kommen, den sogenannten Dyskinesien. Diese Veränderungen sind kein Zeichen dafür, dass das Medikament „nicht mehr hilft", sondern ein Ausdruck des fortgeschrittenen Krankheitsverlaufs. Eine genaue Anpassung der Dosis, Einnahmezeitpunkte und Kombination mit anderen Präparaten kann die Wirkung wieder stabilisieren.

### 3.5 Was sind die häufigsten Nebenwirkungen von Parkinson-Medikamenten?

**Antwort:** Je nach Medikament können unterschiedliche Nebenwirkungen auftreten. Häufig sind Übelkeit, Schwindel, niedriger

Blutdruck, Müdigkeit oder Schlafstörungen. In selteneren Fällen kann es zu Impulskontrollstörungen kommen – z. B. übermäßiges Kaufen, Spielen oder gesteigerte Sexualität – besonders unter Dopaminagonisten. Levodopa kann bei langfristiger Einnahme unwillkürliche Bewegungen (Dyskinesien) auslösen. Wichtig ist: Nicht jede Nebenwirkung tritt auf, und viele lassen sich durch eine gute ärztliche Begleitung in den Griff bekommen. Setzen Sie Medikamente niemals eigenmächtig ab – sondern sprechen Sie über jede Veränderung mit Ihrer Ärztin oder Ihrem Arzt.

### 3.6 Was ist die Tiefe Hirnstimulation – und für wen kommt sie infrage?

**Antwort:** Die Tiefe Hirnstimulation (THS) ist ein operatives Verfahren, bei dem feine Elektroden in bestimmte Hirnregionen implantiert werden. Diese senden elektrische Impulse aus, die krankhafte Signale im Gehirn modulieren und so Bewegungsstörungen lindern können. Die THS kommt vor allem bei Patient:innen infrage, die gute Levodopa-Wirkung zeigen, aber starke On-Off-Schwankungen oder Dyskinesien haben, die medikamentös schwer zu kontrollieren sind. Voraussetzung ist eine sorgfältige Prüfung durch ein spezialisiertes neurologisches Zentrum. Die THS verbessert nicht die Krankheit selbst, kann aber die Lebensqualität deutlich erhöhen.

### 3.7 Gibt es auch nicht-medikamentöse Therapien, die helfen?

**Antwort:** Ja – und sie sind ein wichtiger Bestandteil der Behandlung. Dazu gehören vor allem Physiotherapie, Ergotherapie und Logopädie. Bewegung hält beweglich, stärkt das Gleichgewicht und beugt Stürzen vor. Ergotherapie unterstützt bei

Alltagsaktivitäten, Logopädie hilft bei Sprach- und Schluckstörungen. Auch Musiktherapie, Tanzen oder Tai Chi können sehr hilfreich sein. Viele Kliniken und Reha-Zentren bieten spezialisierte Parkinson-Programme an. Diese Therapien sind kein Ersatz für Medikamente, aber eine wertvolle Ergänzung – und tragen wesentlich zum Erhalt der Selbstständigkeit bei.

### 3.8 Was ist eine Parkinson-Komplexbehandlung im Krankenhaus?

**Antwort:** Die Parkinson-Komplexbehandlung ist eine stationäre Therapie in spezialisierten Kliniken, bei der ein interdisziplinäres Team aus Ärzten, Pflegekräften und Therapeut:innen die gesamte Behandlungssituation betrachtet und optimiert. Ziel ist es, Medikamente besser einzustellen, Therapien zu koordinieren und die Lebensqualität im Alltag zu verbessern. Die Behandlung dauert meist zwei bis drei Wochen und wird von den Krankenkassen übernommen, wenn ein entsprechender Antrag gestellt wird. Viele Patient:innen profitieren davon – besonders, wenn sie mit On-Off-Schwankungen, Stürzen oder mehreren gleichzeitigen Symptomen zu kämpfen haben.

### 3.9 Können alternative Heilmethoden bei Parkinson helfen?

**Antwort:** Alternative Methoden wie Akupunktur, Homöopathie oder Phytotherapie können begleitend zur schulmedizinischen Behandlung angewendet werden – allerdings ist die wissenschaftliche Evidenz oft begrenzt. Viele Patient:innen berichten über positive Erfahrungen mit Yoga, Meditation, Achtsamkeit oder Musiktherapie. Wichtig ist, dass solche Methoden nicht die ärztlich verordnete Behandlung ersetzen. Wenn Sie ergänzende Verfahren ausprobieren möchten, sprechen Sie offen mit Ihrer

Ärztin oder Ihrem Arzt – so lässt sich gemeinsam klären, was sinnvoll ist und was Risiken birgt.

### 3.10 Gibt es neue Therapien, die Hoffnung machen?

**Antwort:** Ja – die Forschung entwickelt ständig neue Ansätze. Dazu gehören Antikörpertherapien, die krankheitsauslösende Eiweißablagerungen (wie Alpha-Synuklein) im Gehirn abbauen sollen, sowie Gentherapien und Stammzelltherapien. Auch Medikamente, die früh im Krankheitsprozess eingreifen oder das Fortschreiten verlangsamen könnten, befinden sich in klinischen Studien. Wearables, digitale Diagnosetools und personalisierte Medizin gewinnen ebenfalls an Bedeutung. Noch sind viele dieser Verfahren nicht allgemein verfügbar, aber sie zeigen: Die Entwicklung steht nicht still – und es gibt gute Gründe, zuversichtlich in die Zukunft zu blicken.

### 4. Alltag und Selbsthilfe

### 4.1 Wie kann ich trotz Parkinson körperlich aktiv bleiben?

**Antwort:** Körperliche Aktivität ist bei Parkinson nicht nur möglich, sondern sehr empfehlenswert – sie wirkt sich nachweislich positiv auf Beweglichkeit, Gleichgewicht, Stimmung und Lebensqualität aus. Wichtig ist, dass Sie sich nicht überfordern und die Bewegung regelmäßig in den Alltag einbauen. Ideal sind Sportarten mit rhythmischer Bewegung wie Gehen, Nordic Walking, Radfahren, Tanzen oder Schwimmen. Auch gezielte Übungen zur Kräftigung, Dehnung und Koordination sind hilfreich. Eine Anleitung durch Physiotherapeut:innen mit Parkinson-Erfahrung kann motivieren und helfen, das richtige Maß zu finden. Selbst kleine Bewegungseinheiten von 15 bis 30 Minuten am Tag haben bereits große Wirkung.

## 4.2 Welche Alltagshilfen können mir helfen, selbstständig zu bleiben?

**Antwort:** Es gibt eine Vielzahl von Hilfsmitteln, die Ihnen den Alltag erleichtern können – von Haltegriffen im Bad über rutschfeste Unterlagen, rutschhemmende Schuhe, Gehhilfen, spezielle Essbestecke oder Kleidung mit Klettverschlüssen. Rollatoren mit Laserlinien können das Gehen erleichtern, besonders bei Freezing. In der Küche helfen ergonomische Geräte, Dosenöffner oder Einhandbretter. Technische Hilfen wie Erinnerungshilfen für Medikamente, Sprachassistenten oder elektrische Fensteröffner können ebenfalls sinnvoll sein. Eine Ergotherapeutin oder ein Sanitätshaus kann Sie beraten und individuell passende Lösungen vorschlagen.

## 4.3 Wie strukturiere ich meinen Tag, um nicht überfordert zu sein?

**Antwort:** Ein strukturierter Tagesablauf hilft, Energie besser einzuteilen und Orientierung zu behalten. Planen Sie feste Zeiten für Mahlzeiten, Bewegung, Erholung und soziale Kontakte ein. Nutzen Sie To-do-Listen oder Wochenpläne – auch mit Hilfe von Kalendern oder digitalen Erinnerungen. Vermeiden Sie Überforderung, indem Sie größere Aufgaben in kleinere Schritte unterteilen und bewusst Pausen einbauen. Routinen geben Sicherheit, besonders bei kognitiven Herausforderungen. Wichtig: Seien Sie nachsichtig mit sich selbst – nicht jeder Tag läuft gleich gut. Kleine Erfolge zählen genauso wie große.

## 4.4 Wie gehe ich mit plötzlicher Erschöpfung um?

**Antwort:** Die sogenannte „Fatigue" – eine tiefe, krankheitsbedingte Erschöpfung – gehört zu den häufigsten nicht-motorischen Symptomen bei Parkinson. Sie tritt unabhängig von

211

Schlafmangel auf und kann körperlich wie seelisch stark belasten. Achten Sie auf regelmäßige Ruhepausen, möglichst gleichmäßigen Tagesrhythmus, ausreichend Flüssigkeit und leichte Bewegung – auch wenn das zunächst schwerfällt. Versuchen Sie, anstrengende Tätigkeiten auf den Vormittag zu legen, wenn die Energie meist höher ist. Falls die Erschöpfung sehr stark ist oder sich plötzlich verschlechtert, besprechen Sie dies mit Ihrer Ärztin oder Ihrem Arzt – manchmal hilft eine Anpassung der Medikation.

### 4.5 Wie kann ich mir bei Parkinson das Essen erleichtern?

**Antwort:** Viele Menschen mit Parkinson haben Schwierigkeiten beim Essen – etwa durch Zittern, verminderte Beweglichkeit der Hände oder Schluckstörungen. Hier helfen praktische Tricks: Verwenden Sie rutschfeste Tellerunterlagen, Besteck mit verdicktem Griff, Becher mit Deckel oder spezielle Teller mit Rand. Schneiden Sie Speisen klein, vermeiden Sie Suppen oder klebrige Konsistenzen, wenn das Schlucken schwerfällt. Essen Sie in Ruhe, am besten ohne Ablenkung, und kauen Sie gründlich. Logopädie kann helfen, die Schluckfunktion zu erhalten. Bei Problemen mit dem Appetit oder Gewichtsverlust lohnt sich auch eine ernährungsmedizinische Beratung.

### 4.6 Welche Rolle spielt Ernährung bei Parkinson?

**Antwort:** Ernährung ist kein Ersatz für Medikamente, aber ein wichtiger Baustein für Wohlbefinden und Energie. Ballaststoffreiche Kost (z. B. Vollkornprodukte, Gemüse, Hülsenfrüchte) unterstützt die Verdauung, ausreichend Flüssigkeit hilft gegen Verstopfung. Eiweißreiche Lebensmittel (wie Fleisch, Käse oder Hülsenfrüchte) sollten möglichst zeitlich versetzt zur Levodopa-Einnahme konsumiert werden, da sie die Wirkung beeinflussen können. Vitaminreiche Ernährung – insbesondere Vitamin D, B12 und Folsäure – ist ebenfalls wichtig. Eine mediterrane Ernährung gilt als entzündungshemmend und nervenschützend. Ein Ernährungsberater kann individuell beraten, wenn Unsicherheiten bestehen.

### 4.7 Was kann ich tun, wenn meine Sprache leiser und undeutlicher wird?

**Antwort:** Sprachveränderungen sind bei Parkinson häufig – die Stimme wird leiser, monotoner, das Sprechen undeutlicher. Das liegt an einer verminderten Aktivierung der Atem- und Stimmmuskulatur. Logopädie (Sprachtherapie) ist hier besonders hilfreich: Sie stärkt die Stimme, trainiert das gezielte Sprechen und hilft auch bei Schluckstörungen. Es gibt spezielle Programme wie das Lee-Silverman-Voice-Treatment (LSVT), die gezielt für Parkinson entwickelt wurden. Je früher Sie mit der Stimmtherapie beginnen, desto besser lässt sich die Sprachfähigkeit erhalten.

### 4.8 Wie kann ich das Risiko für Stürze verringern?

**Antwort:** Gleichgewichtsprobleme, Steifigkeit und Freezing können die Sturzgefahr erhöhen. Daher ist gezieltes Training zur Sturzprophylaxe sehr wichtig. Physiotherapie stärkt Muskulatur, Koordination und Reaktion. Nutzen Sie Hilfsmittel wie Gehstöcke oder Rollatoren – sie bedeuten keine Schwäche, sondern Sicherheit. Sorgen Sie für eine sturzsichere Wohnung: entfernen Sie Stolperfallen, verlegen Sie Kabel, installieren Sie Haltegriffe und ausreichend Beleuchtung. Tragen Sie gut sitzende, rutschfeste Schuhe. Wenn Sie stürzen, besprechen Sie das unbedingt mit Ihrer Ärztin oder Ihrem Therapeuten – es gibt viele wirksame Maßnahmen.

## 4.9 Kann ich noch alleine verreisen – und worauf sollte ich achten?

**Antwort:** Ja, viele Menschen mit Parkinson verreisen weiterhin gern und sicher – mit etwas Vorbereitung. Achten Sie auf genügend Medikamentenvorrat, gut abgestimmte Einnahmezeiten, Transporthilfen (z. B. Rollstuhlservice im Zug oder Flugzeug) und ggf. eine ärztliche Bescheinigung. Informieren Sie sich über medizinische Versorgung am Urlaubsort und klären Sie, wie aktiv Sie sein möchten. Planen Sie Erholungsphasen ein und nehmen Sie sich nicht zu viel vor. Reiseschutz, Patientenpass und Notfallkontakte sollten immer dabei sein. Besonders geeignet sind barrierearme Unterkünfte mit Aufzug, Haltegriffen oder ebenerdigen Duschen.

## 4.10 Wie kann ich Hilfsmittel oder Pflegeleistungen beantragen?

**Antwort:** Wenn Sie Hilfsmittel wie Gehhilfen, Badewannenlifte oder Pflegebetten benötigen, können diese vom Arzt verordnet werden. Reichen Sie das Rezept bei Ihrer Krankenkasse ein – oft übernimmt sie die Kosten ganz oder teilweise. Für pflegerische Unterstützung (z. B. Haushaltshilfe, Pflegedienst, Kurzzeitpflege) ist ein Pflegegrad nötig, der beim Medizinischen Dienst beantragt wird. Beratungsstellen wie Pflegestützpunkte oder die Deutsche Parkinson Vereinigung helfen bei Anträgen und bieten Orientierung im „Pflegedschungel". Auch Ihre Ärztin oder Ihr Sozialdienst in der Klinik kann unterstützen. Frühzeitig beantragte Hilfe gibt Sicherheit – und entlastet im Alltag.

# 5. Psychosoziale Aspekte und Kommunikation

## 5.1 Wie gehe ich mit der Diagnose um, ohne den Lebensmut zu verlieren?

**Antwort:** Die Diagnose Parkinson ist für viele Menschen zunächst ein Schock. Sie verändert das Selbstbild, weckt Sorgen um die Zukunft und löst oft Unsicherheit aus. Es ist ganz normal, in dieser Phase traurig, wütend oder hilflos zu sein. Wichtig ist, diese Gefühle ernst zu nehmen – und sich gleichzeitig bewusst zu machen: Es gibt viele Wege, trotz Parkinson ein erfülltes Leben zu führen. Gute medizinische Begleitung, Wissen über die Krankheit, ein stabiles soziales Umfeld und die Bereitschaft, Hilfe anzunehmen, machen einen großen Unterschied. Der Austausch mit anderen Betroffenen – etwa in einer Selbsthilfegruppe – kann Mut machen. Und manchmal hilft auch der Gedanke: Ich bin mehr als meine Diagnose.

## 5.2 Wie erkläre ich meiner Familie, was mit mir los ist?

**Antwort:** Sprechen Sie offen – aber in Ruhe. Ihre Angehörigen merken oft, dass „etwas nicht stimmt", auch wenn sie es nicht benennen können. Erklären Sie, was Parkinson ist, welche Symptome Sie haben und was Sie sich im Umgang wünschen. Bitten Sie um Verständnis, aber auch darum, dass Sie nicht bemitleidet, sondern ernst genommen werden möchten. Halten Sie es einfach, ohne zu beschönigen – und geben Sie Raum für Rückfragen. Der offene Dialog schafft Vertrauen und macht es leichter, gemeinsam mit der Erkrankung umzugehen.

### 5.3 Was hilft gegen Rückzug und soziale Isolation?

**Antwort:** Viele Betroffene ziehen sich zurück – aus Scham über Symptome, aus Angst vor Überforderung oder weil sie nicht zur Last fallen wollen. Doch der soziale Rückzug kann die Lebensqualität stark beeinträchtigen und depressive Verstimmungen fördern. Versuchen Sie, den Kontakt zu Freund:innen, Familie oder vertrauten Gruppen aufrechtzuerhalten – auch wenn das Tempo vielleicht langsamer wird. Suchen Sie Angebote, die zu Ihrer aktuellen Lebenssituation passen: Gesprächskreise, Online-Gruppen, kulturelle Aktivitäten oder ehrenamtliches Engagement. Kleine soziale Begegnungen im Alltag – ein Gespräch im Café, ein kurzer Austausch beim Einkaufen – können viel bewirken.

### 5.4 Wie kann ich mit Angst und depressiven Gedanken umgehen?

**Antwort:** Ängste und Depressionen sind häufige Begleiter von Parkinson – sie gehören zur Erkrankung und sind keine Schwäche. Sprechen Sie mit Ihrer Ärztin oder Ihrem Arzt offen darüber. Es gibt viele wirksame Hilfen: psychotherapeutische Gespräche, medikamentöse Unterstützung, Achtsamkeitsübungen oder Entspannungsverfahren. Wichtig ist, diese Symptome ernst zu nehmen – sie lassen sich behandeln, genau wie körperliche Beschwerden. Oft helfen auch feste Tagesstrukturen, kleine Erfolgserlebnisse oder Gespräche mit anderen Betroffenen. Sie sind nicht allein – und müssen sich für Ihre Gefühle nicht schämen.

## 5.5 Wie wirkt sich Parkinson auf meine Partnerschaft aus – und was können wir tun?

**Antwort:** Eine chronische Erkrankung wie Parkinson verändert auch die Paarbeziehung. Rollen verschieben sich, neue Herausforderungen entstehen – körperlich, emotional, organisatorisch. Wichtig ist, im Gespräch zu bleiben: über Wünsche, Sorgen, Veränderungen und Grenzen. Offenheit schafft Nähe. Nehmen Sie sich bewusst Zeit füreinander – auch jenseits der Krankheit. Gemeinsame Aktivitäten, Humor und gegenseitige Unterstützung stärken die Partnerschaft. Manchmal kann auch eine Paarberatung helfen, neue Wege im Miteinander zu finden. Und: Geben Sie sich gegenseitig Raum – sowohl für Zweisamkeit als auch für Eigenständigkeit.

## 5.6 Wie kann ich mit meiner Erkrankung offen umgehen, ohne stigmatisiert zu werden?

**Antwort:** Viele Menschen mit Parkinson befürchten, ausgegrenzt oder als „krank" abgestempelt zu werden. Das muss nicht sein – aber es braucht Mut, offen zu sein. Entscheiden Sie selbst, wem Sie wann und wie viel erzählen möchten. Wenn Sie sich entscheiden, Ihre Diagnose mitzuteilen, tun Sie es klar und gelassen: „Ich habe Parkinson. Das beeinflusst manche Dinge, aber ich gehe aktiv damit um." Oft reagieren andere mit Respekt und Interesse. Wenn Sie schlechte Erfahrungen machen, liegt das nicht an Ihnen – sondern an Unwissen oder Unsicherheit. Das darf Sie nicht entmutigen.

## 5.7 Wie kann ich meine Selbstständigkeit bewahren, ohne mich zu überfordern?

**Antwort:** Selbstständigkeit bedeutet nicht, alles allein schaffen zu müssen. Vielmehr geht es darum, möglichst selbstbestimmt zu leben – mit der richtigen Unterstützung. Das kann heißen: kleine Hilfen annehmen, Aufgaben anders organisieren oder neue Wege finden. Überlegen Sie: Was kann ich gut? Wo brauche ich Hilfe? Wer kann mich entlasten – ohne dass ich die Kontrolle verliere? Technische Hilfsmittel, Alltagstricks und eine gute Tagesstruktur helfen, den eigenen Handlungsspielraum zu erhalten. Wichtig ist: Nicht Perfektion ist das Ziel, sondern Lebensqualität.

### 5.8 Was bringt mir eine Selbsthilfegruppe – und wie finde ich eine?

**Antwort**: Selbsthilfegruppen bieten mehr als nur Informationen: Sie schaffen Gemeinschaft. Hier treffen Sie auf Menschen, die ähnliche Erfahrungen machen, die verstehen, ohne zu urteilen. Sie können sich austauschen, Mut machen, Tipps geben – oder einfach zuhören. Viele erleben das als große Entlastung. Gruppen gibt es vor Ort oder online, offen oder themenspezifisch (z. B. für Angehörige, Jüngererkrankte oder Bewegungsgruppen). Die Deutsche Parkinson Vereinigung (dPV), regionale Beratungsstellen oder Ihre Neurologin können bei der Suche helfen. Probieren Sie es aus – es lohnt sich oft schon beim ersten Treffen.

### 5.9 Wie kann ich meine mentale Stärke fördern?

**Antwort**: Mentale Stärke heißt nicht, immer gut drauf zu sein – sondern sich nicht unterkriegen zu lassen. Das können Sie üben: Setzen Sie sich erreichbare Ziele, fokussieren Sie sich auf das, was möglich ist. Erinnern Sie sich an frühere Herausforderungen, die Sie gemeistert haben. Halten Sie Erfolge fest – schriftlich oder mit Fotos. Entwickeln Sie Rituale, die Ihnen gut tun, etwa Morgenspaziergänge, Atemübungen oder kleine kreative Tätigkeiten. Wenn möglich, suchen Sie sich jemanden zum Reden. Psychologische Beratung kann helfen, den Blick zu weiten – und neue Kraftquellen zu entdecken.

### 5.10 Was bedeutet es, die Krankheit zu akzeptieren – und wie gelingt das?

**Antwort:** Akzeptanz heißt nicht, alles gut finden zu müssen. Es bedeutet: anzuerkennen, dass Parkinson Teil des Lebens ist – und trotzdem Gestaltungsspielraum zu behalten. Das ist ein Prozess, der Zeit braucht. Oft beginnt er mit der Erkenntnis: Ich bin nicht schuld, aber ich kann Verantwortung übernehmen. Akzeptanz schafft inneren Frieden – nicht Resignation. Sie hilft, mit der Krankheit zu leben, statt gegen sie zu kämpfen. Unterstützung, Selbsthilfe, Austausch und kleine Erfolge helfen dabei. Und manchmal genügt ein stiller Gedanke: *Ich bin mehr als meine Diagnose.*

## 5. Psychosoziale Aspekte und Kommunikation

### 5.1 Wie können Angehörige Betroffene gut unterstützen – ohne sich selbst zu überlasten?

**Antwort:** Angehörige spielen eine zentrale Rolle – als emotionale Stütze, als Organisator:innen, als tägliche Begleiter:innen. Wichtig ist, dass die Hilfe nicht in Überfürsorge umschlägt. Fragen Sie: „Was brauchst du – und was kann ich tun?" Statt alles selbst zu übernehmen, helfen kleine Impulse zur Selbstständigkeit oft mehr. Achten Sie dabei auch auf Ihre eigenen Grenzen: Pausen, Austausch mit anderen Angehörigen, professionelle Entlastungsangebote und ggf. psychologische Begleitung sind keine Schwäche, sondern Voraussetzung dafür, langfristig helfen zu können.

## 5.2 Welche Veränderungen in der Familie können durch Parkinson entstehen?

**Antwort:** Parkinson betrifft nicht nur den oder die Erkrankte, sondern das gesamte Familiensystem. Rollen verschieben sich – der Partner wird zum Begleiter, die Kinder übernehmen Verantwortung, Entscheidungen müssen gemeinsam getroffen werden. Das kann zu Spannungen, aber auch zu neuen Formen von Nähe führen. Wichtig ist: Sprechen Sie offen über Erwartungen, Sorgen und Wünsche. Holen Sie sich bei Bedarf Unterstützung – z. B. durch Familiengespräche, Beratung oder Gruppenaustausch. Viele Familien erleben, dass sie durch die Situation auch zusammenwachsen können – mit Verständnis, Geduld und Humor.

## 5.3 Wie können Kinder und Enkel behutsam mit der Erkrankung vertraut gemacht werden?

**Antwort:** Kinder spüren, wenn etwas nicht stimmt – deshalb ist es besser, sie behutsam einzubeziehen, als sie im Unklaren zu lassen. Erklären Sie altersgerecht, was Parkinson ist („eine Krankheit, bei der Bewegungen schwerer werden") und dass man damit leben kann. Zeigen Sie, dass man über Ängste sprechen darf. Für Enkelkinder kann es hilfreich sein, gemeinsam kleine Aufgaben zu übernehmen – z. B. beim Spazierengehen, bei Spielen oder beim Kochen. So entsteht Nähe trotz Veränderung – und das Familienleben bleibt lebendig.

**5.4 Wie spreche ich mit meiner Ärztin oder meinem Arzt über schwierige Themen?**

**Antwort:** Viele scheuen sich, sensible oder unangenehme Dinge anzusprechen – etwa Sexualität, psychische Belastung oder Hilfsmittelbedarf. Aber: Ihre Ärztin oder Ihr Arzt ist da, um Sie ganzheitlich zu unterstützen. Machen Sie sich vorher Notizen. Beginnen Sie direkt: „Mir liegt etwas auf dem Herzen." Oder: „Ich habe etwas gelesen, das ich gern besprechen würde." Sie dürfen auch sagen, wenn Sie etwas nicht verstehen. Gute Kommunikation ist ein wichtiger Teil der Therapie – und beginnt mit gegenseitigem Vertrauen.

**5.5 Wann ist es sinnvoll, über eine Pflegebedürftigkeit zu sprechen – und wie geht das?**

**Antwort:** Sobald bestimmte Tätigkeiten im Alltag schwerfallen – Anziehen, Einkaufen, Haushalt, Körperpflege – kann ein Pflegebedarf bestehen. Warten Sie nicht zu lange mit dem Gespräch. Pflege ist kein Versagen, sondern Unterstützung zur Selbstständigkeit. Sprechen Sie in der Familie offen darüber, was möglich ist und wo Entlastung gebraucht wird. Sie können einen Antrag auf Pflegegrad bei der Pflegekasse stellen – am besten mit Unterstützung durch eine Pflegeberatung oder den Sozialdienst. Auch ein Hausarzt oder eine Parkinson-Fachkraft kann dabei helfen.

**5.6 Welche rechtlichen Vorsorgeregelungen sind wichtig?**

**Antwort:** Es ist sinnvoll, frühzeitig über rechtliche Vorsorge nachzudenken – auch wenn Sie sich aktuell noch gut fühlen. Dazu gehören:

– **Vorsorgevollmacht** (wer darf im Ernstfall für mich entscheiden?),

– **Patientenverfügung** (welche medizinischen Maßnahmen wünsche oder lehne ich ab?), ggf. eine **Betreuungsverfügung** (wer soll mich vertreten, wenn ein Gericht eingeschaltet wird?). Diese Dokumente geben Sicherheit – für Sie und Ihre Angehörigen. Lassen Sie sich ggf. bei der Erstellung beraten, z. B. durch einen Notar, die Verbraucherzentrale oder Ihre Krankenkasse.

### 5.7 Wie kann ich eine gesunde Balance zwischen Aktivität und Ruhe finden?

**Antwort:** Viele Menschen mit Parkinson schwanken zwischen dem Wunsch, „normal" zu funktionieren, und dem Bedürfnis nach Rückzug. Die Kunst liegt in der Balance: Planen Sie Aktivität, aber überfordern Sie sich nicht. Lernen Sie, auf Warnsignale zu hören – Müdigkeit, Gereiztheit, Verspannung. Ruhe ist kein Rückschritt, sondern Regeneration. Gleichzeitig geben kleine Ziele, Bewegung und Kontakte dem Tag Struktur und Sinn. Ein Wochenplan, bei dem Sie Erholungszeiten genauso eintragen wie Termine, kann helfen, das Gleichgewicht zu wahren.

### 5.8 Wie spreche ich mit meinem Arbeitgeber über meine Erkrankung?

**Antwort:** Ob und wann Sie Ihren Arbeitgeber informieren, bleibt Ihre Entscheidung – es besteht keine grundsätzliche Offenbarungspflicht. Wenn Ihre Leistungsfähigkeit beeinträchtigt ist oder Anpassungen am Arbeitsplatz nötig werden, ist ein offenes Gespräch sinnvoll. Suchen Sie einen ruhigen Moment, bleiben Sie sachlich und betonen Sie, was weiterhin gut möglich ist. Oft lassen sich mit kleinen Veränderungen (z. B. flexible Arbeitszeiten, Pausenregelung, ergonomische Hilfen) viele Probleme lösen. In größeren Betrieben kann auch der Betriebsarzt oder die Schwerbehindertenvertretung unterstützen.

**5.9 Welche Möglichkeiten der psychologischen Unterstützung gibt es?**

**Antwort:** Psychologische Begleitung kann helfen, die Krankheit zu verarbeiten, Ängste zu bewältigen, Entscheidungen zu treffen und neue Perspektiven zu entwickeln. Mögliche Angebote sind:
– Einzeltherapie bei niedergelassenen Psychotherapeut:innen,
– Gruppenangebote, z. B. Gesprächskreise oder MBSR (Achtsamkeit),
– Klinikpsychologie während Reha- oder Krankenhausaufenthalten.
Sie können eine Therapie über die Krankenkasse beantragen. Erste Ansprechpartner:innen sind Ihr Hausarzt, Ihre Neurologin oder Beratungsstellen wie die dPV. Auch Angehörige haben das Recht auf Unterstützung – denn auch sie sind betroffen.

**5.10 Wie kann ich mir selbst Hoffnung bewahren – auch an schlechten Tagen?**

**Antwort:** Hoffnung heißt nicht, alles schönzureden – sondern das Vertrauen zu behalten, dass Entwicklung möglich ist. Erinnern Sie sich daran, was Ihnen Kraft gibt: Menschen, Orte, Erinnerungen, Musik, Rituale. Halten Sie schöne Momente fest – schriftlich, fotografisch oder im Gespräch. Machen Sie sich bewusst: Schlechte Tage gehören dazu, aber sie vergehen. Und: Es gibt immer etwas, das Sie tun können – sei es klein oder groß. Suchen Sie gezielt nach Lichtblicken. Hoffnung ist keine Schwäche. Sie ist ein inneres Ja zum Leben.

## 6. Digitale Hilfen, technologische Unterstützung und moderne Therapieoptionen

### 6.1 Welche Apps können Menschen mit Parkinson unterstützen?

**Antwort:** Es gibt mittlerweile viele spezialisierte Apps, die den Alltag von Parkinson-Betroffenen erleichtern:

– Medikamenten-Apps erinnern zuverlässig an Einnahmezeiten und Dosen.

– Tagebuch-Apps helfen, Symptome, Stimmung und Wirkung der Medikamente zu dokumentieren – nützlich für das Arztgespräch.

– Bewegungs-Apps bieten Übungen zur Kräftigung, Balance und Koordination.

– Sprachtrainings-Apps können helfen, die Stimme zu erhalten.

Achten Sie auf Datenschutz, Benutzerfreundlichkeit und eine seriöse Quelle (z. B. Empfehlungen durch Kliniken oder Patientenorganisationen). Manche Apps arbeiten auch mit Sensoren oder Smartwatches zusammen, um Bewegungsmuster zu analysieren.

### 6.2 Wie sinnvoll sind Smartwatches oder Wearables bei Parkinson?

**Antwort:** Smartwatches und andere tragbare Sensoren – sogenannte „Wearables" – können sehr nützlich sein. Sie zeichnen Bewegungsmuster, Schrittzahlen, Herzfrequenz und Schlafverhalten auf. Einige Modelle sind speziell für Parkinson-Patient:innen entwickelt und erkennen z. B. Freezing oder unregelmäßige Bewegungen. Die gesammelten Daten helfen, Therapieanpassungen zu planen und den Krankheitsverlauf objektiver zu beobachten. Auch Notruf-Funktionen oder Erinnerungen an

Medikamente sind möglich. Wichtig: Nicht jedes Gerät passt zu jeder Person – lassen Sie sich ggf. beraten, welche Funktionen für Ihre Situation geeignet sind.

### 6.3 Was versteht man unter telemedizinischer Betreuung – und wie funktioniert sie?

**Antwort:** Telemedizin ermöglicht es, medizinische Beratung über Telefon, Video oder digitale Plattformen durchzuführen – ohne dass Sie die Praxis aufsuchen müssen. Gerade bei chronischen Erkrankungen wie Parkinson ist das eine große Erleichterung: Routinegespräche, Verlaufskontrollen oder das Besprechen von Tagebuchdaten können bequem von zu Hause aus erfolgen. Immer mehr neurologische Praxen bieten solche Sprechstunden an. Auch spezialisierte Zentren nutzen Telekonsultationen, z. B. bei der Einstellung von Medikamentenpumpen. Voraussetzung ist meist ein stabiles Internet, ein Smartphone oder Computer und eine entsprechende Einverständniserklärung.

### 6.4 Gibt es auch digitale Bewegungsangebote speziell für Parkinson?

**Antwort:** Ja. Es gibt Online-Plattformen und Apps, die speziell für Menschen mit Parkinson entwickelt wurden. Sie bieten Bewegungsprogramme mit Videos, oft unterteilt in Module für Kraft, Koordination, Gleichgewicht, Sprache oder Entspannung. Einige Anbieter arbeiten mit Physiotherapeut:innen oder neurologischen Fachzentren zusammen. Solche Programme können die Präsenztherapie nicht ersetzen, aber sinnvoll ergänzen – besonders bei eingeschränkter Mobilität oder in ländlichen Regionen. Wichtig ist, dass die Übungen verständlich erklärt und individuell anpassbar sind. Ein Einstieg gelingt oft am besten mit professioneller Begleitung.

## 6.5 Wie sicher sind digitale Gesundheitsanwendungen (DiGA)?

**Antwort:** „Digitale Gesundheitsanwendungen" (DiGA), auch bekannt als „Apps auf Rezept", sind medizinische Apps, die von Ärzt:innen verordnet und von den Krankenkassen erstattet werden können – sofern sie offiziell vom Bundesinstitut für Arzneimittel und Medizinprodukte (BfArM) zugelassen sind. Sie unterliegen strengen Datenschutz- und Qualitätsrichtlinien und müssen ihren Nutzen wissenschaftlich belegen. Auch bei Parkinson gibt es erste DiGA, etwa zur Bewegungsförderung oder zur kognitiven Unterstützung. Fragen Sie Ihre Ärztin oder Ihren Neurologen, ob eine solche App für Sie infrage kommt.

## 6.6 Welche Rolle spielt künstliche Intelligenz (KI) in der Parkinson-Forschung?

**Antwort:** Künstliche Intelligenz wird in der Parkinson-Forschung zunehmend eingesetzt – etwa bei der Auswertung großer Datenmengen, der Analyse von Bewegungsprofilen oder der Erkennung früher Krankheitszeichen. KI kann helfen, Muster in Symptomen zu erkennen, die für das menschliche Auge unsichtbar sind – etwa in der Sprache, dem Gang oder beim Tippen auf dem Smartphone. Auch bei der Entwicklung neuer Medikamente oder individualisierter Therapiepläne spielt KI eine Rolle. Noch ist vieles in der Erprobung, aber die Möglichkeiten wachsen – und könnten langfristig zu einer genaueren und früheren Diagnostik beitragen.

### 6.7 Gibt es Systeme, die mir im Haushalt helfen können?

**Antwort:** Ja. Digitale Assistenzsysteme („Smart Home") können den Alltag mit Parkinson erheblich erleichtern. Dazu gehören z. B.:

– Sprachassistenten (Alexa, Siri, Google Home), die Licht, Musik, Termine oder Erinnerungen steuern,
– automatische Rollläden oder Thermostate,
– smarte Steckdosen oder Türsensoren,
– Bewegungsmelder oder Notfallmelder.

Diese Systeme können nicht nur Komfort, sondern auch Sicherheit bieten – besonders bei eingeschränkter Beweglichkeit. Wichtig ist, dass die Bedienung einfach ist und Ihnen vertraut bleibt. Beratung bieten Sanitätshäuser, Pflegestützpunkte oder spezialisierte Technikdienste.

### 6.8 Wie kann Technik meine Selbstständigkeit fördern?

**Antwort:** Technik ist kein Ersatz für menschliche Nähe – aber sie kann vieles erleichtern:

– Medikamentenboxen mit Erinnerung,
– elektrische Gehhilfen oder Rollatoren mit Bremshilfe,
– digitale Kalender und Sprachsteuerung,
– automatische Herdabschalter oder Sturzmelder.

Was nützlich ist, hängt von Ihrer Lebenssituation ab. Ziel ist es, Ihnen Handlungsspielraum und Sicherheit zu geben – nicht Kontrolle abzugeben. Technik soll sich Ihrem Leben anpassen, nicht umgekehrt. Lassen Sie sich nicht entmutigen, wenn nicht alles sofort klappt – oft braucht es etwas Geduld.

### 6.9 Gibt es digitale Angebote für Angehörige?

**Antwort:** Ja. Es gibt zunehmend Online-Angebote speziell für Angehörige – etwa in Form von Beratungsportalen, Foren, digitalen Schulungen oder Gruppenangeboten per Video. Sie bieten Raum für Austausch, Tipps im Umgang mit herausfordernden Situationen oder rechtliche Informationen. Auch viele Parkinson-Vereinigungen haben Online-Bereiche für Angehörige eingerichtet. Wer wenig Zeit hat oder auf dem Land lebt, profitiert besonders von solchen Angeboten. Und auch hier gilt: Der erste Schritt – ein Klick oder ein Gespräch – kann viel verändern.

### 6.10 Was bringt mir ein digital geführtes Symptomtagebuch?

**Antwort:** Ein Symptomtagebuch – ob auf Papier oder digital – hilft Ihnen, Veränderungen besser wahrzunehmen und diese mit Ihrer Ärztin oder Ihrem Therapeuten zu besprechen. Es ermöglicht, den Zusammenhang zwischen Medikamenteneinnahme, Aktivität, Stimmung, Ernährung oder Schlaf zu erkennen. Digitale Versionen (Apps oder Online-Formulare) bieten den Vorteil, dass sich Daten leichter auswerten und grafisch darstellen lassen. Manche Systeme können sogar Bewegungsdaten automatisch integrieren. Wichtig ist: Ein Tagebuch ist kein „Kontrollinstrument", sondern ein Werkzeug für mehr Klarheit und Selbstwirksamkeit im Umgang mit der Erkrankung.

### 7. Reha, Pflege, Alltagshilfen und soziale Absicherung

### 7.1 Was passiert bei einer Parkinson-Reha – und wann ist sie sinnvoll?

**Antwort:** Eine Parkinson-Reha ist eine mehrwöchige stationäre Behandlung in einer spezialisierten Klinik, die medizinische, therapeutische und psychosoziale Aspekte der Erkrankung ganzheitlich berücksichtigt. Ziel ist es, die Beweglichkeit zu verbessern, Selbstständigkeit zu erhalten und seelische Stabilität zu stärken. Typische Bestandteile sind Physio-, Ergo- und Sprachtherapie, psychologische Gespräche, Medikamenteneinstellung und Schulungen zu Alltagsthemen. Eine Reha kann nach der Erstdiagnose, bei Funktionsverlusten oder nach Krankenhausaufenthalten sinnvoll sein. Sie wird über die Renten- oder Krankenversicherung beantragt und von Ärzt:innen unterstützt.

### 7.2 Wie beantrage ich eine Reha – und wer hilft mir dabei?

**Antwort:** Der Rehaantrag wird meist über den Hausarzt oder die Fachärztin gestellt – entweder bei der Deutschen Rentenversicherung (bei Erwerbstätigkeit) oder der Krankenkasse (bei Rentner:innen). Ein ärztlicher Befundbericht, ggf. ein Sozialbericht oder ein formloses Anschreiben mit eigenen Zielen (z. B. „Ich möchte wieder sicherer gehen können") unterstützen den Antrag. Auch der Sozialdienst im Krankenhaus oder Reha-Beratungseinrichtungen helfen beim Ausfüllen. Wird der Antrag abgelehnt, lohnt sich oft ein Widerspruch. Die Deutsche Parkinson Vereinigung (dPV) bietet dafür Hilfe und Vorlagen an.

### 7.3 Was kann ich tun, wenn ich (noch) keinen Pflegegrad habe, aber Unterstützung brauche?

**Antwort:** Auch ohne Pflegegrad können Sie sich Unterstützung holen – z. B. über häusliche Hilfen (z. B. Nachbarschaftshilfe, Ehrenamtliche), Pflegestützpunkte oder Alltagshilfen über die Krankenkasse. Wenn Sie merken, dass bestimmte Tätigkeiten dauerhaft schwerfallen, ist es sinnvoll, frühzeitig einen Antrag auf Pflegegrad zu stellen. Dieser wird bei der Pflegekasse gestellt (meist über die Krankenkasse), der Medizinische Dienst prüft dann den Hilfebedarf bei einem Hausbesuch. Der Pflegegrad entscheidet über Leistungen wie Pflegegeld,

Pflegesachleistungen, Hilfsmittel oder Entlastungsangebote. Auch hier gilt: Frühzeitige Beratung lohnt sich.

### 7.4 Welche Unterstützung bekommen pflegende Angehörige?

**Antwort:** Pflegende Angehörige leisten oft Großartiges – und brauchen selbst Unterstützung. Es gibt verschiedene Leistungen:

- Pflegekurse der Krankenkassen (auch online),
- Verhinderungspflege, wenn Angehörige selbst Urlaub brauchen,
- Pflegezeit oder Familienpflegezeit am Arbeitsplatz,
- Pflegeberatung durch Pflegestützpunkte,
- psychosoziale Unterstützung durch Selbsthilfegruppen oder psychosoziale Dienste.

Zusätzlich kann ein Pflegegeld helfen, das – je nach Pflegegrad – für Eigenleistungen verwendet werden kann. Wichtig ist: Niemand muss alles allein schaffen. Es gibt viele Wege, sich Entlastung zu holen – ohne das Gefühl, „aufzugeben".

### 7.5 Was übernimmt die Pflegeversicherung – und was muss ich selbst zahlen?

**Antwort:** Die Pflegeversicherung übernimmt – abhängig vom Pflegegrad – anteilige Kosten für ambulante Pflege, Tagespflege, Kurzzeitpflege, Pflegehilfsmittel und bei Bedarf auch Zuschüsse zur Wohnraumanpassung. Auch Pflegegeld bei häuslicher Pflege durch Angehörige gehört dazu. Nicht abgedeckt sind meist Eigenanteile für stationäre Pflege, Unterkunft und Verpflegung. Für Menschen mit geringem Einkommen gibt es zusätzliche Unterstützung durch das Sozialamt oder Pflegewohngeld. Eine individuelle Beratung bei einem Pflegestützpunkt oder der Verbraucherzentrale hilft, die eigenen Ansprüche genau zu klären.

### 7.6 Welche Hilfsmittel stehen mir bei Parkinson zu – und wie bekomme ich sie?

**Antwort:** Hilfsmittel können entscheidend dazu beitragen, die Selbstständigkeit zu erhalten. Dazu gehören:
– Gehhilfen, Rollatoren, Haltegriffe,
– Toilettenstühle, Duschhilfen, Badelifte,
– Greifzangen, Spezialbesteck oder Trinkbecher,
– Therapiegeräte wie Stehtrainer oder Bewegungsschienen.
Diese Hilfsmittel können vom Arzt oder der Ärztin verordnet und dann vom Sanitätshaus geliefert werden. Die Krankenkasse übernimmt in vielen Fällen die Kosten – meist mit einer geringen Zuzahlung. Lassen Sie sich beraten, was für Ihre Situation sinnvoll ist – idealerweise durch Ergotherapeut:innen oder Pflegeberater:innen.

### 7.7 Wie kann ich meine Wohnung barrierearm gestalten?

**Antwort:** Barrierefreiheit bedeutet, Hindernisse zu reduzieren und Bewegungsfreiheit zu schaffen. Kleine Maßnahmen machen oft schon einen großen Unterschied:
– Entfernen Sie Teppichkanten und lose Kabel.
– Bringen Sie Haltegriffe im Bad an.
– Achten Sie auf gute Beleuchtung und rutschfeste Böden.
– Nutzen Sie Erhöhungen für Sessel oder WC.
– Installieren Sie Klingeln, die hör- und sichtbare Signale senden.
Für größere Umbauten (z. B. Treppenlift, begehbare Dusche) können Zuschüsse von bis zu 4.000 € über die Pflegekasse

beantragt werden – Voraussetzung ist ein Pflegegrad. Wohnberatungsstellen helfen bei der Planung.

### 7.8 Wie kann ich finanzielle Belastungen durch die Krankheit besser bewältigen?

**Antwort:** Parkinson kann zu Mehrkosten führen – für Therapien, Hilfsmittel, Haushaltshilfen oder Umbauten. Es gibt verschiedene Entlastungsmöglichkeiten:
– Pflegeleistungen (bei Pflegegrad),
– Zuschüsse für wohnumfeldverbessernde Maßnahmen,
– steuerliche Absetzbarkeit von außergewöhnlichen Belastungen,
– Zuzahlungsbefreiung bei hohem Eigenanteil,
– Hilfen über die Sozialhilfe bei geringem Einkommen.
Beratungsstellen wie die dPV, Pflegestützpunkte oder Sozialdienste in Kliniken kennen die passenden Anlaufstellen und helfen bei der Antragstellung.

### 7.9 Habe ich Anspruch auf einen Behindertenausweis – und was bringt er mir?

**Antwort:** Ja – viele Menschen mit Parkinson haben Anspruch auf einen Schwerbehindertenausweis. Die Höhe des Grades der Behinderung (GdB) richtet sich nach den funktionellen Einschränkungen, nicht nur nach der Diagnose. Ab einem GdB von 50 gelten Sie als schwerbehindert und können Nachteilsausgleiche nutzen:
– Steuerfreibeträge,
– Kündigungsschutz im Job,
– Zusatzurlaub,
– Vergünstigungen im öffentlichen Nahverkehr,
– Parkausweis bei entsprechender Gehbehinderung.

Der Antrag wird beim Versorgungsamt gestellt. Lassen Sie sich ggf. von der dPV oder einem Sozialverband unterstützen – auch bei einem Widerspruch.

### 7.10 Wie kann ich mich über gesetzliche Ansprüche und Hilfen aktuell informieren?

**Antwort:** Gesetze, Leistungen und Zuständigkeiten ändern sich immer wieder – daher ist aktuelle Information wichtig. Folgende Stellen bieten gute Orientierung:

– Pflegestützpunkte vor Ort,

– Sozialverbände (z. B. VdK, SoVD),

– Deutsche Parkinson Vereinigung (dPV),

– Verbraucherzentrale,

– Krankenkassen und deren Pflegekassen,

– Onlineportale wie www.pflegewegweiser.de.

Zögern Sie nicht, nachzufragen – auch mehrmals. Gute Beratung ist kein Luxus, sondern Ihr gutes Recht. Oft reicht ein Anruf, um eine Sorge weniger zu haben.

### 8. Erfahrungswissen, Strategien aus der Praxis und emotionale Stärke im Alltag

### 8.1 Wie kann ich meinen Alltag mit Parkinson aktiv gestalten, auch wenn die Kräfte schwanken?

**Antwort:** Ein aktiver Alltag muss nicht voller Termine sein – sondern sinnvoll strukturiert. Der Schlüssel liegt in einer guten Balance zwischen Aktivität und Erholung. Planen Sie bewusste Tagesabschnitte: morgens Bewegung, nachmittags Erholung, zwischendurch kleine soziale oder kreative Impulse. Nutzen Sie Hilfsmittel und Unterstützung, wo nötig – das ist kein Zeichen von Schwäche, sondern von kluger Selbstfürsorge. Wenn Sie merken, dass Ihre Energie nachlässt, gönnen Sie sich Pausen, ohne schlechtes Gewissen. Und feiern Sie die kleinen Erfolge – auch ein gut verbrachter Vormittag ist ein gutes Tagesziel.

### 8.2 Was hilft mir, wenn ich einen „schlechten Tag" habe?

**Antwort:** Schlechte Tage gehören zum Leben mit Parkinson – körperlich wie emotional. An solchen Tagen gilt: Druck rausnehmen, Erwartungen anpassen, freundlich zu sich selbst sein. Legen Sie sich eine Liste an mit Dingen, die Ihnen gut tun – Musik, ein bestimmter Duft, ein Gespräch, ein Spaziergang. Wenn Bewegung heute nicht geht, hilft vielleicht ein gutes Hörbuch oder ein warmes Bad. Machen Sie sich bewusst: Der heutige Zustand ist kein Dauerzustand. Morgen kann es schon besser sein. Und: Sie müssen sich niemandem gegenüber rechtfertigen – schon gar nicht sich selbst.

### 8.3 Gibt es Menschen mit Parkinson, die ihr Leben bewusst umgestaltet haben – und davon profitieren?

**Antwort:** Ja, sehr viele. Manche entdecken neue Hobbys – Malen, Gärtnern, Schreiben, Yoga. Andere setzen neue Prioritäten: mehr Zeit mit Familie, weniger Leistungsdruck, mehr Achtsamkeit. Viele berichten, dass sie durch die Krankheit gelernt haben, sich selbst besser zuzuhören und bewusster zu leben. Einige engagieren sich in Selbsthilfegruppen, halten Vorträge oder bloggen über ihren Weg. Diese Beispiele zeigen: Auch wenn Parkinson Einschränkungen mit sich bringt, kann es ein Anstoß sein, das eigene Leben mutig und mit neuen Schwerpunkten zu gestalten.

**8.4 Wie finde ich neue Kraft, wenn ich mich überfordert oder erschöpft fühle?**

**Antwort:** Überforderung ist ein Warnsignal – und ein guter Moment, innezuhalten. Fragen Sie sich: Was ist gerade zu viel? Was raubt mir Kraft? Und: Was gibt mir Kraft? Das kann ein gutes Gespräch sein, ein Spaziergang in der Natur, ein Tag ohne Termine, Musik oder bewusstes Atmen. Vielleicht brauchen Sie Hilfe – und dürfen darum bitten. Vielleicht genügt ein Perspektivwechsel: nicht alles auf einmal, sondern Schritt für Schritt. Kraft kommt nicht nur aus Aktivität – sondern oft aus dem Mut zur Pause.

**8.5 Wie kann ich mein Selbstwertgefühl stärken, wenn ich mich verändert erlebe?**

**Antwort:** Körperliche Veränderungen, verlangsamte Bewegungen oder Unsicherheiten im Alltag können das Selbstbild belasten. Aber: Ihre Würde, Ihr Wert und Ihre Erfahrungen bleiben. Fragen Sie sich: Was macht mich aus – jenseits der Krankheit? Erinnern Sie sich an Fähigkeiten, auf die Sie stolz sind. Tun Sie Dinge, die Sie gut können – und lassen Sie sich daran erinnern, wenn Sie es selbst vergessen. Umgeben Sie sich mit Menschen, die Sie schätzen, wie Sie sind. Parkinson mag einiges verändern – aber es definiert nicht, wer Sie sind.

**8.6 Was hilft mir, wenn ich mich in sozialen Situationen unsicher fühle?**

**Antwort:** Unsicherheit in Gesellschaft ist verständlich – vor allem, wenn Symptome wie Zittern, Steifheit oder leises Sprechen auftreten. Versuchen Sie, sich nicht von Gedanken wie „Ich falle auf" oder „Was denken die anderen?" leiten zu lassen. Die meisten Menschen reagieren mit Verständnis – wenn Sie es möchten, können Sie Ihre Situation kurz erklären. Suchen Sie sich verständnisvolle Umfelder: kleine Gruppen, vertraute Orte, Menschen, bei denen Sie sich sicher fühlen. Soziale Aktivität muss nicht groß sein – ein kurzer Austausch kann genauso erfüllend sein wie ein Abend in großer Runde.

**8.7 Wie kann ich kreativ mit meiner Erkrankung umgehen?**

**Antwort:** Kreativität eröffnet neue Wege, mit Parkinson umzugehen. Viele Menschen finden im Malen, Schreiben, Musizieren oder Fotografieren einen Ausdruck für Gefühle, die sich schwer in Worte fassen lassen. Kreativität ist kein Wettbewerb – sondern eine Möglichkeit, sich selbst zu begegnen. Sie kann helfen, Ängste zu verarbeiten, die Stimmung zu heben und neue Ressourcen zu entdecken. Auch Bewegung kann kreativ sein: Tanzen, Improvisation, Ausdruck über Gestik. Wichtig ist nicht das Ergebnis, sondern der Prozess – und das gute Gefühl, das daraus entstehen kann.

**8.8 Wie finde ich als jüngerer Mensch mit Parkinson meine Rolle neu?**

**Antwort:** Jüngere Menschen mit Parkinson stehen oft vor besonderen Herausforderungen: Beruf, Familie, Partnerschaft, Zukunftsplanung. Die Krankheit kann all das erschüttern – aber auch Anlass sein, neue Perspektiven zu entwickeln. Suchen Sie Kontakt zu anderen jüngeren Betroffenen – es gibt spezielle Gruppen und Foren. Tauschen Sie sich aus über Therapie, Job, Elternschaft, Sexualität. Nutzen Sie die Dynamik, die oft noch vorhanden ist – für Sport, Engagement, Gestaltung. Parkinson verändert vieles, aber es nimmt Ihnen nicht die Fähigkeit, neue Rollen zu finden – vielleicht sogar bewusstere als zuvor.

**8.9 Wie kann ich das Gespräch mit Menschen suchen, die nicht wissen, wie sie mit meiner Krankheit umgehen sollen?**
**Antwort:** Unsicherheit im Gegenüber ist normal – viele wissen einfach nicht, wie sie reagieren sollen. Helfen Sie mit einem offenen, aber entspannten Einstieg: „Ich habe Parkinson. Das bedeutet, dass manche Bewegungen langsamer sind – aber ich komme gut klar." So schaffen Sie Klarheit, ohne Dramatik. Bieten Sie Gesprächsbereitschaft an, aber setzen Sie keine Erwartungen. Nicht jede:r kann sofort einfühlsam reagieren – aber oft hilft schon ein Satz, um Unsicherheit in Respekt zu verwandeln. Und wenn das Gespräch nicht gelingt: Das liegt nicht an Ihnen.

**8.10 Was bedeutet es, „trotz allem" Lebensfreude zu finden?**
**Antwort:** Lebensfreude trotz Parkinson heißt nicht, alles gut finden zu müssen. Es heißt: Licht sehen, auch wenn Schatten da sind. Das kann im Lachen mit einem Freund liegen, in einem Sonnenstrahl auf dem Gesicht, im Geschmack eines Lieblingsgerichts oder dem Stolz, eine schwierige Woche gemeistert zu haben. Lebensfreude wächst oft aus kleinen Dingen – aus Dankbarkeit, Berührung, Musik oder dem Gefühl, gebraucht zu werden. Sie kommt nicht von allein, aber sie lässt sich finden – nicht trotz, sondern oft auch gerade wegen der Umstände.

## 9. Zukunftsperspektiven, Forschung, Sinnfragen

**9.1 Gibt es Hoffnung auf eine Heilung von Parkinson?**
**Antwort:** Die Forschung zu Parkinson macht große Fortschritte – insbesondere in den Bereichen Genetik, Zelltherapie und Immuntherapie. Wissenschaftler:innen arbeiten an Medikamenten, die nicht nur Symptome lindern, sondern das Fortschreiten

der Erkrankung verlangsamen oder sogar aufhalten könnten. Ansätze mit Stammzellen, Antikörpern gegen schädliche Eiweiße oder gentherapeutische Verfahren zeigen vielversprechende Ergebnisse. Noch gibt es keine Heilung – aber die Richtung stimmt. Viele Expert:innen sind zuversichtlich, dass Parkinson in Zukunft besser behandelbar, vielleicht sogar heilbar wird. Für Betroffene bedeutet das: Es lohnt sich, hoffnungsvoll und informiert zu bleiben.

### 9.2 Wie wichtig ist mein eigener Umgang mit der Krankheit für den Verlauf?

**Antwort:** Sehr wichtig. Der persönliche Umgang beeinflusst nicht nur die Lebensqualität, sondern auch den funktionellen Verlauf der Erkrankung. Wer aktiv bleibt, Bewegung in den Alltag einbaut, soziale Kontakte pflegt und sich informiert, hat oft weniger ausgeprägte Symptome und erlebt seltener psychische Krisen. Natürlich gibt es Dinge, die Sie nicht beeinflussen können – aber viel liegt in Ihrer Hand. Die innere Haltung – zwischen Akzeptanz und Gestaltung – kann ein starker Schutzfaktor sein. Sie müssen nicht alles „richtig machen" – aber alles, was Ihnen gut tut, hilft auch Ihrer Gesundheit.

### 9.3 Wie kann ich langfristig ein selbstbestimmtes Leben führen?

**Antwort:** Selbstbestimmung bedeutet nicht, alles alleine zu schaffen – sondern die eigenen Entscheidungen zu treffen und das Leben nach den eigenen Möglichkeiten zu gestalten. Dazu gehört: sich informieren, Unterstützung annehmen, Prioritäten setzen. Überlegen Sie: Was ist mir wirklich wichtig? Was möchte ich mir bewahren? Und wo kann ich neue Wege gehen? Selbstbestimmung heißt auch: rechtzeitig vorsorgen (z. B. mit

Patientenverfügung oder Vollmacht), mitreden in Therapien, sich Gehör verschaffen – und sich das eigene Leben nicht von Angst diktieren lassen.

### 9.4 Wie kann ich als Mensch mit Parkinson meinen eigenen Weg finden?

**Antwort:** Parkinson verläuft bei jedem Menschen anders – und ebenso individuell ist der Umgang damit. Es gibt nicht den einen richtigen Weg, sondern viele persönliche. Manche Menschen brauchen Zeit, andere finden schnell einen neuen Rhythmus. Wichtig ist: Hören Sie auf sich. Was tut Ihnen gut? Was brauchen Sie – und was nicht? Der Austausch mit anderen Betroffenen kann inspirieren, aber keine Schablone sein. Vertrauen Sie darauf, dass Ihr Weg nicht perfekt sein muss, um richtig zu sein. Es ist Ihr Leben – und Sie dürfen es gestalten.

### 9.5 Was kann ich tun, wenn ich das Gefühl habe, „mein altes Leben" verloren zu haben?

**Antwort:** Trauer über Veränderungen gehört zum Leben mit Parkinson. Es ist erlaubt, etwas zu vermissen – die frühere Leichtigkeit, berufliche Rollen, ein selbstverständliches Körpergefühl. Aber: In der Trauer steckt auch die Chance, das Leben neu zu füllen. Was bleibt? Was kann entstehen? Vielleicht mit anderen Schwerpunkten, in anderem Tempo, aber nicht weniger wertvoll. Der Weg zurück führt oft nicht zur alten Normalität – sondern zu einer neuen, die Raum für Sinn, Tiefe und Lebensfreude bietet. Und Sie müssen ihn nicht allein gehen.

### 9.6 Wie kann ich das Vertrauen in meinen Körper wiedergewinnen?

**Antwort:** Wenn der Körper nicht mehr so „funktioniert" wie gewohnt, entsteht oft Entfremdung oder Unsicherheit. Der Weg zurück führt über bewusste Erfahrung: durch Bewegung, Atemarbeit, Berührung, Achtsamkeit. Suchen Sie Angebote, die Ihnen helfen, Ihren Körper neu kennenzulernen – Physiotherapie, Yoga, Tanzen, warmes Wasser, Massage. Seien Sie geduldig: Vertrauen wächst nicht über Nacht. Aber jeder Moment, in dem Sie sich wieder spüren – sicher, aufrecht, lebendig – ist ein Schritt auf diesem Weg. Ihr Körper ist nicht Ihr Gegner. Er ist Ihr Mitreisender.

### 9.7 Was kann ich tun, wenn ich mich „unsichtbar" fühle?

**Antwort:** Viele Menschen mit Parkinson erleben, dass ihre Krankheit im Alltag übersehen oder missverstanden wird – gerade, wenn Symptome noch nicht offensichtlich sind. Das Gefühl, „nicht gesehen" oder „nicht ernst genommen" zu werden, kann verletzen. Hier hilft Selbstbehauptung: Sagen Sie klar, was Sie brauchen. Wählen Sie Kontexte, in denen Sie als Mensch wahrgenommen werden – nicht als „Fall". Und holen Sie sich Sichtbarkeit, wenn Sie sie möchten: durch Engagement, Gespräche, Schreiben oder einfach durch Präsenz. Sie haben das Recht, gehört zu werden. Und das Bedürfnis nach Resonanz ist zutiefst menschlich.

### 9.8 Wie gehe ich mit der Angst um, vor dem, was kommen könnte?

**Antwort:** Die Angst vor dem Fortschreiten der Krankheit ist verständlich – und darf Raum haben. Wichtig ist, dass sie Sie nicht lähmt. Viele Ängste betreffen Ereignisse, die vielleicht nie eintreten. Es hilft, sich auf das Hier und Jetzt zu konzentrieren: Was brauche ich heute? Was kann ich heute tun? Machen Sie Pläne, aber lassen Sie Luft für Flexibilität. Und wenn die Angst überhandnimmt, holen Sie sich Unterstützung – durch Gespräche, Therapie oder Austausch. Sie müssen sie nicht allein tragen. Und oft ist sie kleiner, wenn man sie teilt.

## Medikamente: Wirkungen und Nebenwirkungen

**Levodopa** (z. B. Madopar®, Sinemet®) ist das wirksamste Medikament gegen die typischen motorischen Symptome der Parkinson-Krankheit. Es ersetzt den fehlenden Botenstoff Dopamin im Gehirn und verbessert Beweglichkeit, Muskelsteifheit und Zittern deutlich. Im Verlauf der Erkrankung kann es jedoch zu sogenannten Wirkverlusten („Wearing-off") oder ungewollten Bewegungen (Dyskinesien) kommen. Zu den häufigsten Nebenwirkungen zählen Übelkeit, Kreislaufprobleme, Halluzinationen oder Verwirrtheit – insbesondere bei älteren Patienten oder bei hoher Dosierung.

**Dopaminagonisten** wie Pramipexol, Ropinirol oder Rotigotin wirken ebenfalls auf das dopaminerge System, indem sie die Dopaminrezeptoren direkt stimulieren. Sie werden oft bei jüngeren Patienten eingesetzt, um Levodopa möglichst lange hinauszuzögern, oder ergänzend zu Levodopa bei fortgeschrittener Erkrankung. Nebenwirkungen können Schläfrigkeit, plötzliche Einschlafattacken, Übelkeit, Halluzinationen oder sogenannte Impulskontrollstörungen sein – also z. B. Spielsucht, Kaufzwang oder gesteigerte Sexualität.

**MAO-B-Hemmer** wie Rasagilin, Selegilin oder Safinamid verlangsamen den Abbau von Dopamin im Gehirn und wirken damit verstärkend und verlängernd auf die dopaminerge Aktivität. Sie haben eine milde bis moderate Wirkung und werden vor allem zu Beginn der Erkrankung oder als Zusatz zu Levodopa bei nachlassender Wirkung eingesetzt. Häufige Nebenwirkungen sind Kopfschmerzen, Schlafstörungen, Magen-Darm-

Beschwerden oder – in Kombination mit Levodopa – eine Verstärkung der Dyskinesien.

**COMT-Hemmer** wie Entacapon, Opicapon oder (seltener) Tolcapon verlängern die Wirkung von Levodopa, indem sie dessen Abbau im Körper verlangsamen. Sie werden eingesetzt, wenn Levodopa allein nicht mehr ausreicht und Wirkungsschwankungen auftreten. Typische Nebenwirkungen sind vermehrte Dyskinesien, Übelkeit oder Durchfall. Tolcapon kann in seltenen Fällen die Leber schädigen und wird deshalb nur unter strenger Kontrolle und in Ausnahmefällen verwendet.

**Amantadin** hat eine leicht antiparkinsonische Wirkung und ist das einzige oral verfügbare Medikament, das gezielt gegen Dyskinesien (unwillkürliche Überbewegungen) hilft. Es wird häufig im späteren Verlauf der Erkrankung zusätzlich verordnet. Nebenwirkungen können Halluzinationen, Verwirrtheit, Wassereinlagerungen (Ödeme) oder netzartige Hautveränderungen (Livedo reticularis) sein.

**Anticholinergika** wie Biperiden wirken hauptsächlich gegen das Zittern (Tremor), haben aber kaum Einfluss auf Bewegungsarmut oder Steifigkeit. Aufgrund ihrer häufig belastenden Nebenwirkungen – wie Verwirrtheit, Gedächtnis- und Konzentrationsstörungen, Mundtrockenheit oder Verstopfung – werden sie nur noch selten bei jüngeren Patienten mit ausgeprägtem Tremor eingesetzt.

**Apomorphin**, ein Dopaminagonist, wird als Injektion oder über eine tragbare Pumpe gegeben, wenn plötzliche

Bewegungsausfälle (Off-Phasen) auftreten, die sich mit Tabletten nicht mehr ausreichend kontrollieren lassen. Es wirkt sehr schnell, kann aber Nebenwirkungen wie Übelkeit, Hautreaktionen an der Einstichstelle oder Impulskontrollstörungen verursachen.

**Duodopa**, ein Gel aus Levodopa und Carbidopa, wird über eine Pumpe direkt in den Dünndarm abgegeben. Diese Methode sorgt für eine gleichmäßige Wirkung bei schweren motorischen Schwankungen im fortgeschrittenen Stadium. Nebenwirkungen sind unter anderem Dyskinesien, lokale Infektionen an der Einstichstelle oder technische Komplikationen mit dem Pumpensystem.

## Literatur für Patienten und deren Angehörige

- Dubiel, Helmut (2006) Tief im Hirn. Kunstmann, München 2006, ISBN 3-88897-451-8.

- Elstner, Frank; Volkmann, Jens (2021) »Dann zitter ich halt« – Leben trotz Parkinson: Symptome – Behandlung – Perspektiven. Ratgeber für Betroffene und ihre Angehörigen, Piper; 4. Edition, 240 Seiten, ISBN-10:3492071120 / ISBN-13: 978-3492071123

- Ganglbauer, Gerald (2020) Kopfbahnhof. Leben mit Young Onset Parkinson. Gangan, Stattegg 2020, ISBN 978-3-900530-34-1.

- Gerlach, Manfred; Reichmann, Heinz; Riederer, Peter (2003) Die Parkinson-Krankheit: Grundlagen, Klinik, Therapie. 3. Auflage. Springer, Wien/New York NY 2003, ISBN 3-211-83884-8.

- Gollbach, Angelika (2007) Hilfe zur Selbsthilfe. Morbus Parkinson – Ratschläge (nicht nur) für Angehörige. Maier, Schweinfurt 2007, ISBN 978-3-926300-60-7.

- Hinterleitner, Reinhard (2001) Mein Leben mit der Parkinsonkrankheit. Urban und Fischer, München 2001, ISBN 3-437-47400-6.

- Lange, Wigand (2007) Wenn Parkinson kommt. Meine Erfahrungen mit einem ungebetenen Gast. Gütersloher Verlagshaus, Gütersloh 2007, ISBN 3-579-06954-3.

- Mette, Jürgen (2013) Alles außer Mikado: Leben trotz Parkinson. Gerth Medien, Asslar 2013, ISBN 3-86591-762-3.

- Müller, Thomas (2022) Medikamentöse Therapie des Morbus Parkinson. 7., neubearb. Auflage. UNI-MED, Bremen 2022, ISBN 978-3-8374-2443-0.

- Ondrich, Walther (2023) Und täglich grüßt PARKINSON: Es geht, wenn man geht. Buchschmiede von Dataform Media GmbH; 1st edition (7 Aug. 2023) ISBN-10: 3991524155 / ISBN-13: 978-3991524151.

- Orellana, Amy (2024) Parkinson. Der Ratgeber für Angehörige – Wie Sie Ihren Alltag leichter gestalten und in Ihrer Kraft bleiben, Trias Verlag; ISBN 978-3-432-11782-9

- Schröder, Helmut (2023) Leben mit Parkinson: Achterbahn für Fortgeschrittene – Selbstbestimmt und lebensfroh trotz Parkinson, Trias Verlag; 2. Auflage; ISBN 978-3-432-11743-0

- Thümler, Reiner; Thümler, Björn (2022) Parkinson: Krankheitsverlauf, Therapie, Alltag: mit der neuen Situation gut leben. Experten antworten auf die über 200 wichtigsten Fragen, TRIAS; 5.Edition

- Thümler, Reiner (2002) Morbus Parkinson: Ein Leitfaden für Klinik und Praxis. Springer, Berlin/Heidelberg/New York NY/Barcelona/Hongkong/London/Mailand/Paris/Tokio 2002, ISBN 3-540-67471-3.

- Thümler, Reiner (2006) Die Parkinson-Krankheit: Mehr wissen, besser verstehen. Trias, Stuttgart 2006, ISBN 3-8304-3321-2 (populärwissenschaftlich).

- Trenkwalder, Claudia (2014) Parkinson – Die Krankheit verstehen und bewältigen. 2. Auflage. Schattauer, Stuttgart 2014, ISBN 978-3-7945-2975-9.

- Trenkwalder, Claudia (2025) Expertenwissen: Parkinson: Neueste Medikamente, Verfahren und Technologien: Die beste Therapie finden. TRIAS; 1. Edition, Taschenbuch:200 Seiten, ISBN-10: 3432114222 / ISBN-13: 978-3432114224

- Vogel, Siegfried; Horowski, Reinhard (2003) Leistung im Alter bei Parkinsonscher Krankheit: Ein Essay am Beispiel von Leonardo da Vinci, Wilhelm von Humboldt und Johannes Paul II. Duncker und Humblot, Berlin 2003, ISBN 3-428-11443-4.

- Wegrostek, Ottilie; Weinstabl, Reinhard (2022) Parkinson: Ein ganzheitlicher Ratgeber für Betroffene und Angehörige, Giger Verlag; ISBN 978-3-03933-039-3

## Über den Autor

Tobias Grenz ist ein interdisziplinär arbeitender Autor mit einem besonderen Interesse an der Schnittstelle zwischen Medizin, Sprache und gesellschaftlicher Aufklärung. Er studierte Sprachwissenschaft und Wissenschaftstheorie in Wien und Berlin und beschäftigt sich seit vielen Jahren mit der Frage, wie komplexes medizinisches Wissen für unterschiedliche Zielgruppen verständlich und verantwortungsvoll aufbereitet werden kann.